Tanja „Frau Hölle“ Cappell

Handlettering Projekte

50 NEUE IDEEN

FÜR FESTE, WOHNDEKO & MEHR

EMF

EIN BUCH DER
EDITION MICHAEL FISCHER

INHALT

KÜCHE

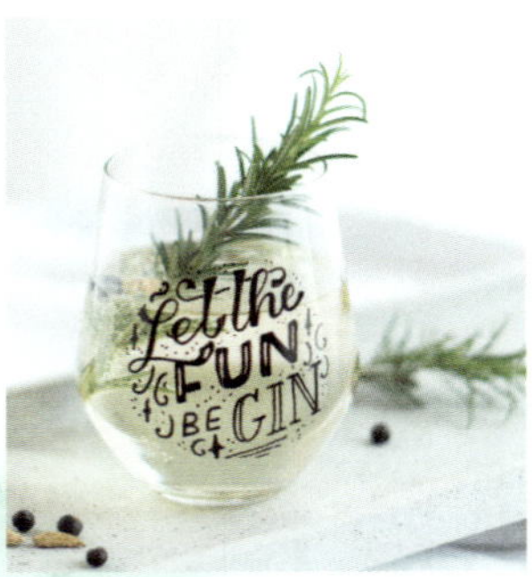

INTERIOR

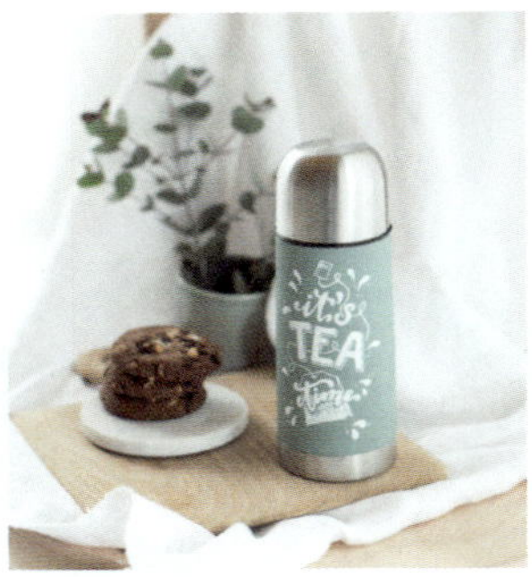

PAPETERIE

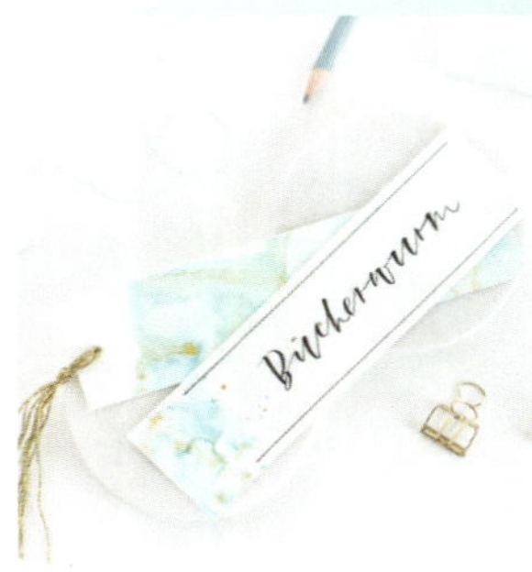

GESCHENKE

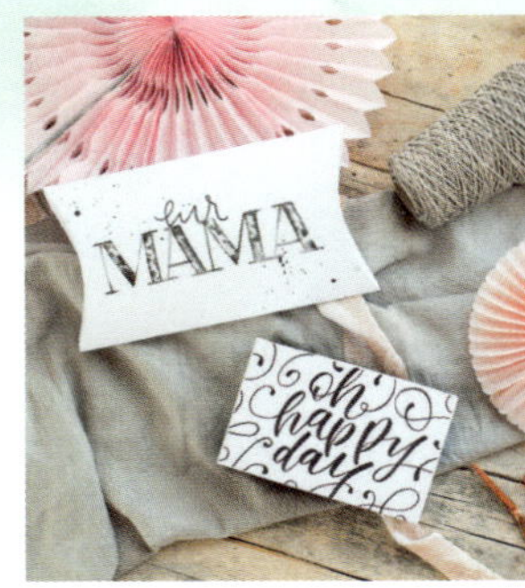

GEBURTSTAG

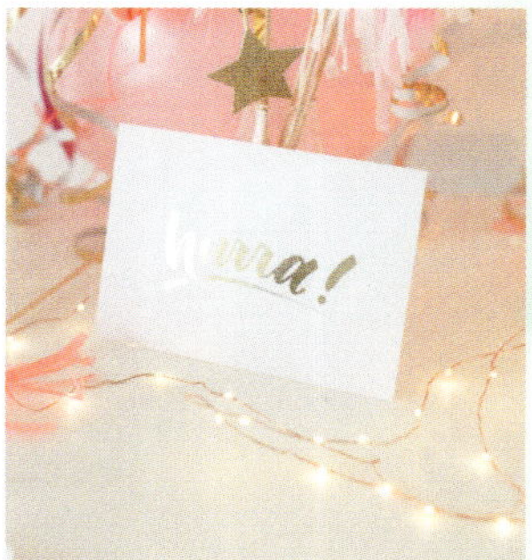

HOCHZEIT

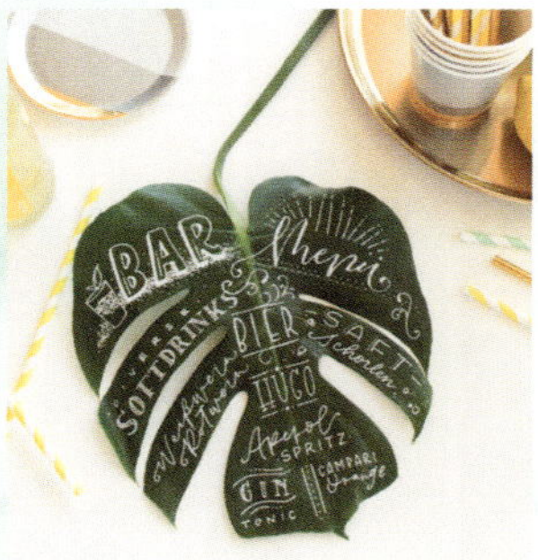

KIND

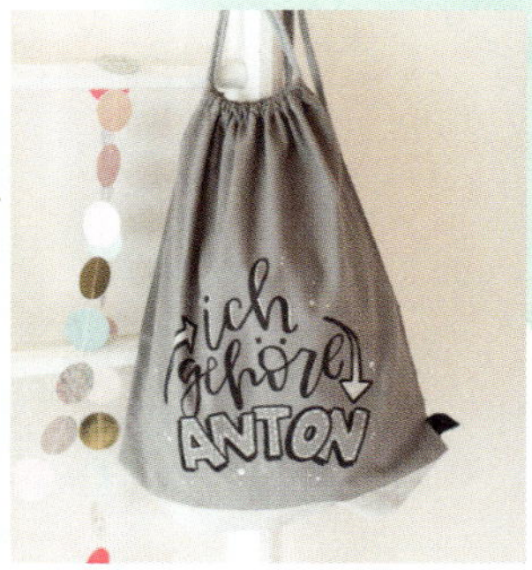

WEIHNACHTEN

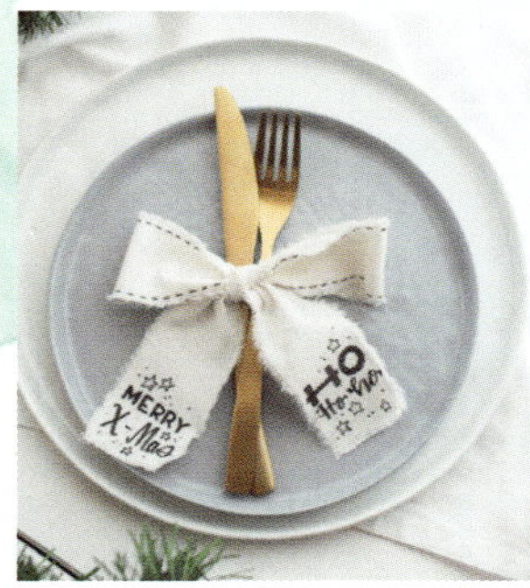

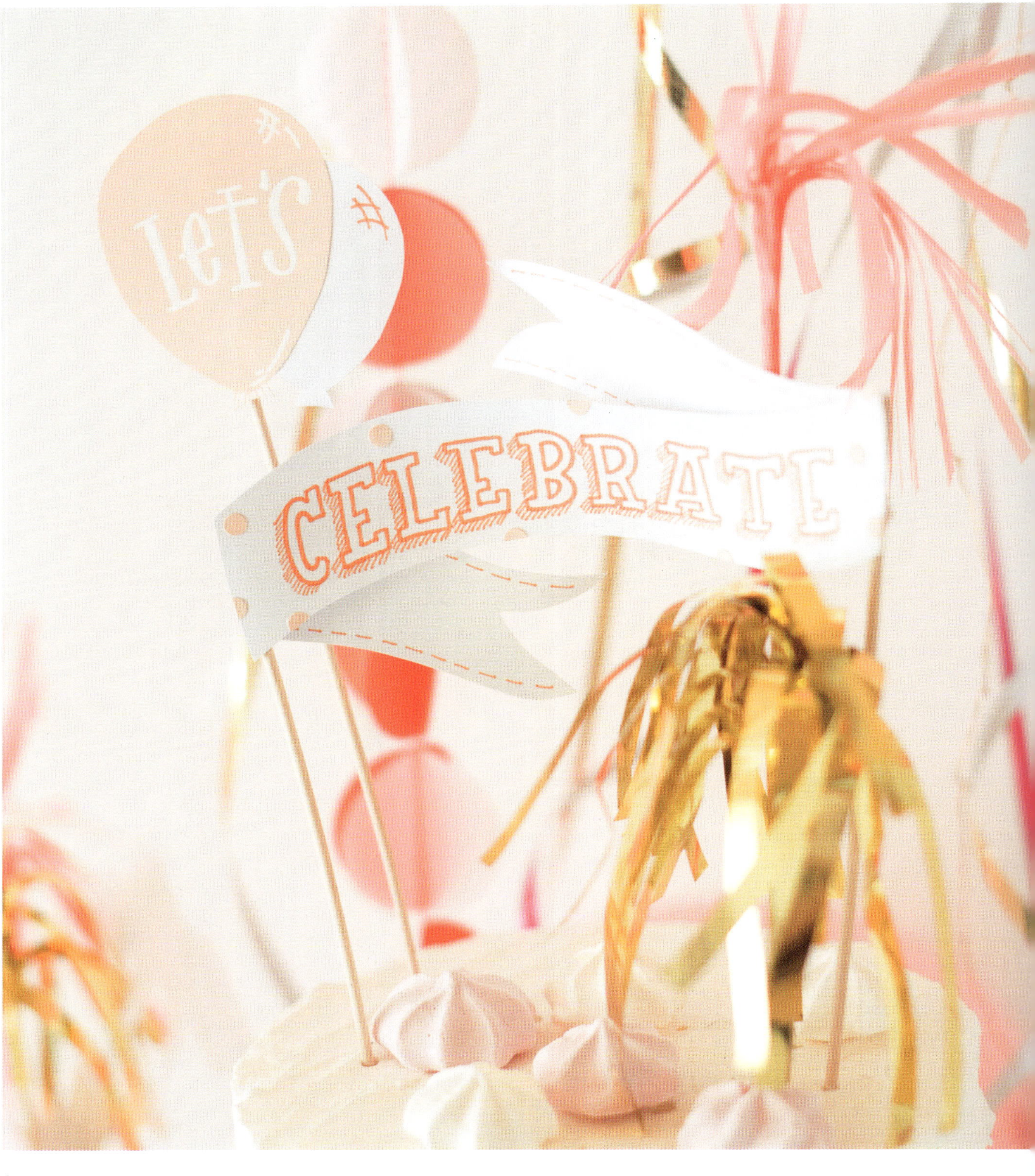
Let's
CELEBRATE

VORWORT

Ein zweites Frau-Hölle-Buch. Eigentlich stand das für mich immer außer Frage – nicht, weil ich mein erstes Buch nicht mag, den damit verbundenen (überraschenden!) Erfolg nicht schätzen und mich über die Anfrage des Verlags nach einem Nachfolgewerk nicht freuen würde. Aber ich habe es ja bereits in „Hand Lettering Alphabete" schamlos zugegeben: Ich bin kein großer (und vor allem leidenschaftlicher) Schreiber. Ich liebe Buchstaben als einzelne Worte und kunstvolle Kompositionen, aber nicht in Fließtexten.

Noch dazu befand ich mich bereits bei den ersten Gesprächen zu diesem Buch mitten in einem anderen, spannenden Projekt: dem #Cappelletti2018 aka Nachwuchs im Hause Cappell. Die 50 Lettering-Ideen habe ich also nicht ganz alleine erstellt, sondern mit einem kleinen Bauchbewohner (der mich öfter mal dabei gestupst und aus der Konzentration gebracht hat!). Darum habe ich mir diesmal gleich zu Beginn auch noch Verstärkung gesucht und Katja Heil wie auch Markus Hummel mit ins Buch-Team geholt. Katja hat mich sowohl beim Brainstorming und den Vorüberlegungen zum Buch unterstützt als auch die entstandenen Projekte in liebevollen Themenwelten abgelichtet. Markus, ein langjähriger Workshop-Assistent und Freund, hat 14 der 50 Letterings umgesetzt und so auch noch einen ganz anderen (männlicheren) Stil zu dem Buch beigetragen (eine Übersicht über die Verteilung der Projekte zwischen Markus und mir findest du auf Seite 124–125). Unser Dreigespann hat sich als echtes Dream-Team herausgestellt, und binnen kürzester Zeit und unter Hochdruck haben wir die Projekte gemeinsam gerockt!

Anders als im Vorgänger „Hand Lettering Alphabete" liegt der Fokus von „Hand Lettering Projekte" nicht auf der Erklärung der Hand-Lettering-Basics sondern auf der Vorstellung verschiedenster, kreativer Anwendungsideen damit. Sozusagen eine ganz eigene Bühne für die unzähligen Projektideen, die ich schon bei der Recherche für Buch 1 in meinem Kopf hatte. Denn wer die Basics von Hand Lettering einmal beherrscht, dem stehen unendliche Möglichkeiten zur Nutzung im gesamten Alltag und für jegliche Anlässe offen! Auf diese Weise sind die 8 Kapitel des Buches ziemlich schnell entstanden, und wir hätten weitere 20 mit unseren Geistesblitzen in der Brainstorming-Phase füllen können. Natürlich lassen sich die Vorschläge für Materialien und Werkzeuge auch in anderen Kontexten und mit anderen Schriftzügen nutzen, aber die folgenden Projekte können selbst Anfänger mit unseren Schritt-für-Schritt-Anleitungen und Empfehlungen aus der eigenen Praxis umsetzen! Und Antworten auf die Frage finden, die mir am häufigsten auf Social Media gestellt wird: „Mit welchem Stift/Farbe/Pinsel kann ich XYZ belettern?"

„Hand Lettering Alphabete" = Lexikon sämtlicher Lettering-Alphabete und -Stile
„Hand Lettering Projekte" = Lexikon sämtlicher Lettering-Materialien und -Oberflächen

Diese letzten Zeilen des Manuskripts erstelle ich in der 40. Schwangerschaftswoche und bin stolz auf den kleinen Mann in meinem Bauch, der bis heute durchgehalten hat, damit ich mein „2. Lebenswerk" noch in Ruhe fertigstellen kann! Ich freue mich jetzt schon auf beide ETs in den nächsten Wochen und Monaten – den Entbindungstermin des Cappelletti und den Erscheinungstermin dieses Buches :). Und nun viel Spaß mit den Inspirationen auf den folgenden Seiten und nicht vergessen: Die eigenen Ergebnisse können auf Instagram mit **#handletteringprojekte** und **@frauhoelle** geteilt werden!

Tanja

GRUNDLAGEN

Für den englischen Begriff „Lettering“ gibt es viele deutsche Übersetzungen: Schönschrift, Schriftkunst, kunstvolles Schreiben ... Am passendsten ist jedoch die Definition „die Kunst des Buchstaben-Zeichnens“ – im Gegensatz zum einfachen Schreiben von Buchstaben (Handschrift). Wie die Buchstaben gezeichnet werden, bestimmen die jeweilige Lettering-Art (Hand Lettering, Brush Lettering, Kalligrafie und Digital Lettering) und der gewünschte Schriftstil. Aus dieser Kombination ergeben sich schier unendliche Möglichkeiten für einen Schriftzug, von der Farbwahl ganz zu schweigen.

Handschrift = Schreiben von Buchstaben
Hand Lettering = Zeichnen von Buchstaben

DIE LETTERING-ARTEN

Die Lettering-Arten werden anhand der verwendeten Werkzeuge bzw. Werkzeugspitzen unterschieden. So kommen beim **Hand Lettering** Bleistift, Buntstift, Filzstift, Marker, Kreide und Fineliner sowie Finelinerspitze, Rundspitze, Breitspitze und Keilspitze zum Einsatz. Beim **Brush Lettering** hingegen arbeitet man immer mit Pinsel oder Pinselstift, die sich durch eine flexible Spitze auszeichnen. **Kalligrafie** wird mit Füllfederhalter oder Federhalter mit Spitzfeder umgesetzt.

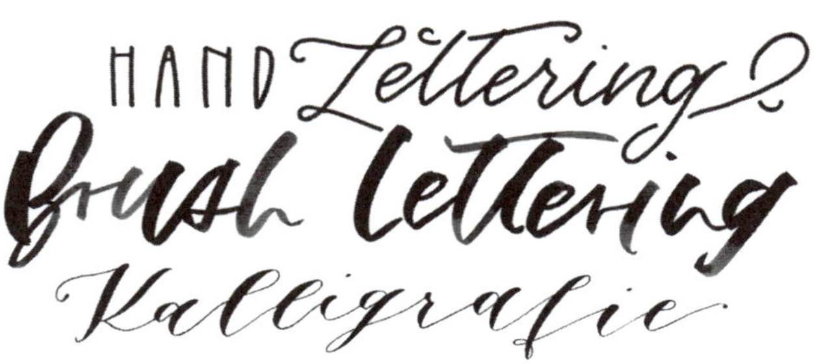

LETTERING-ARTEN FÜR DIE PROJEKTE

Hand Lettering

Diese einfachste aller Lettering-Arten ist ideal geeignet für die Projekte in diesem Buch, denn sie hat den großen Vorteil, dass du beinahe jeden Untergrund damit beschriften kannst. Überall, wo Brush Lettering und Kalligrafie nicht weiterkommen (z.B. auf Kreidetafeln oder Glas), ist Hand Lettering die Lösung.

TOP 5 ÜBUNGSTIPPS ZUM HAND LETTERING VON FRAU HÖLLE

1. Konzentration

Setze dich ganz bewusst mit den Formen auseinander, damit dein Muskelgedächtnis die Bewegungen abspeichert.

2. Äußere Form

Zeichne die Buchstaben sauber und ordentlich! Die „Schönheit“ entsteht erst durch gerade Linien und runde Bögen.

3. Geschwindigkeit

Übe zu Beginn übertrieben langsam – so kannst du dich in Ruhe auf die einzelnen Formen konzentrieren.

4. Größe

Arbeite dabei nicht zu klein, denn kleinere Buchstaben erfordern mehr Übung und eine trainierte Hand.

5. Inspiration

Mit der Zeit kannst du auf Basis der nachfolgenden Projekte deine individuelle Schriftart entwickeln. Finde deinen eigenen Stil!

Faux Calligraphy

Dieser Stil bildet sozusagen die Brücke zwischen Hand Lettering und Kalligrafie. Das Ergebnis sieht aus wie Kalligrafie (mit einem Pinselstift oder einer Spitzfeder geschrieben) – das Werkzeug dafür bleibt aber weiterhin ein ganz normaler Hand-Lettering-Stift (Bleistift, Filzstift, Fineliner ...). Darum eignet sich Faux Calligraphy auch für fast alle Oberflächen. Kalligrafie bezeichnet im Allgemeinen jegliche Schrift, die klar erkennbare dicke und dünne Stellen besitzt und damit eine unterschiedliche Strichstärke aufweist. Dort, wo normalerweise durch Druck auf das Schreibgerät die Verdickung entsteht, wird in der Faux (auch „Fake") Calligraphy einfach „gefakt" und künstlich ein breiterer Strich erzeugt. Dafür musst du einfach jeden Abwärtsstrich in einem geringen Abstand zur ursprünglichen Linie noch einmal wiederholen. Den entstandenen Weißraum kannst du anschließend wieder mit einer Farbe oder einem Muster füllen.

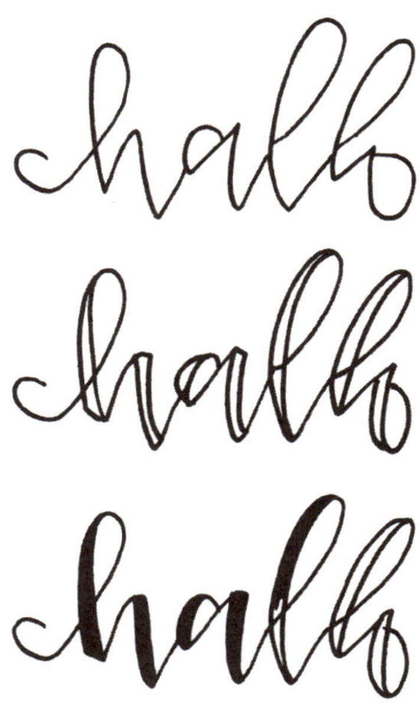

Reihenfolge für den Faux-Calligraphy-Effekt

TOP 5 FAUX-CALLIGRAPHY-TIPPS VON FRAU HÖLLE

1. Reihenfolge
Ich habe es mir angewöhnt, zuerst meine Worte ganz zu schreiben und danach den Faux-Calligraphy-Effekt hinzuzufügen. So komme ich beim eigentlichen Lettering-Prozess nicht aus dem „Flow" und kann mich auf das Gleichgewicht der Buchstaben konzentrieren.

2. Richtung
Ob die Verdickung an der linken oder rechten Seite der „Stammlinie" hinzugefügt wird, ist nicht ausschlaggebend.

3. Abstände
Achte darauf, dass sich durch die Verdickungen die Buchstaben nicht berühren. Du kannst bereits beim Schreiben des gesamten Wortes mehr Abstand zwischen den Buchstaben lassen bzw. die Konnektoren länger ziehen.

4. Abschluss
Die Verdickung an geraden Abwärtsstrichen sollte oben überall den gleichen Abschluss haben. Also entweder gerade, rund oder (wie in meinem Beispiel) leicht schräg abfallend.

5. Startpunkt
Die Verdickung an gebogenen Abwärtsstrichen sollte erst im Scheitelpunkt der Rundung angesetzt werden.

DIE SCHRIFTFAMILIEN
Die verschiedenen Schriftfamilien lassen sich anhand ihrer charakteristischen Formmerkmale in folgende Gruppen einordnen:

Sans Serif
Charakteristika: Druckbuchstaben, alle Buchstaben stehen für sich, ohne Serifen, also ohne feine Querlinien am Ende der Buchstabenstriche (siehe Seite 10).

Von den Sans-Serif-Schriften abgeleitet sind:

→ **Blockschrift:** Die Buchstaben bestehen nicht nur aus einzelnen Strichen, sondern erhalten einen „Körper".

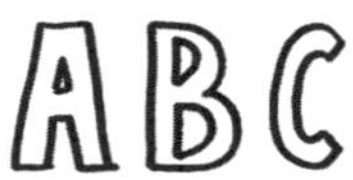

→ **Gebrochene Schrift:** Die Bogenstriche der Buchstaben sind teilweise oder ganz gebrochen, z. B. Fraktur oder Gotische Textura.

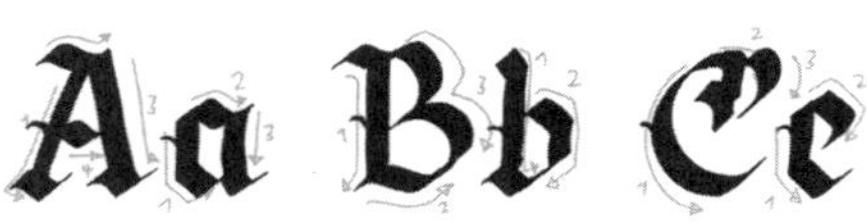

Serif
Charakteristika: Druckbuchstaben, alle Buchstaben stehen für sich, mit Serifen (siehe Seite 10). Es gibt viele unterschiedliche Serifenformen, mit denen man bei der Gestaltung eines Letterings variieren kann (siehe Abbildung rechts).

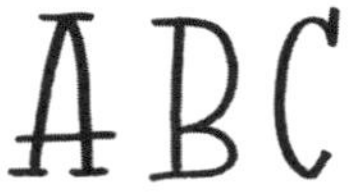

Script
Charakteristika: Schreibschrift, Buchstaben sind miteinander verbunden, ggf. mit Neigung nach rechts (siehe Seite 11).

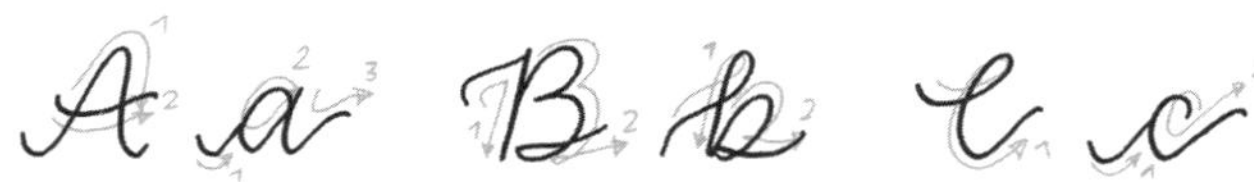

Von der Script-Schrift abgeleitet sind:

→ **Brush Calligraphy:** Kalligrafie-Look, der mit einem Pinsel oder Pinselstift erzielt wird.

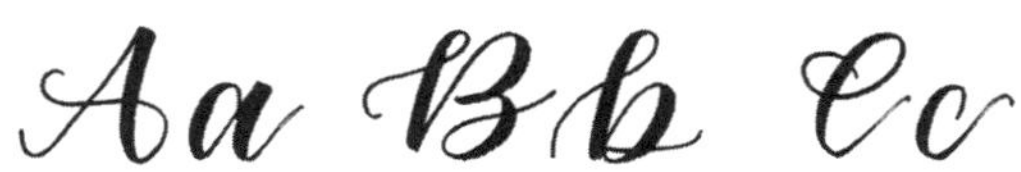

→ **Faux Calligraphy:** Kalligrafie-Look, der durch künstliche Verdickung bestimmter Striche erzielt wird.

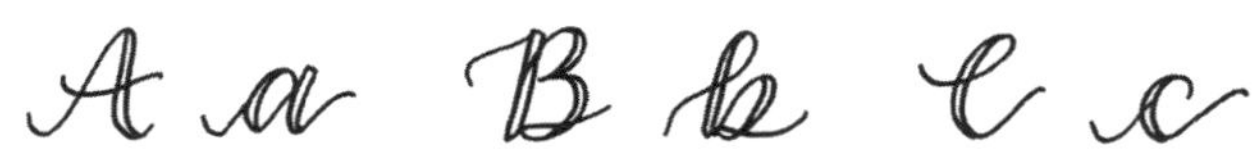

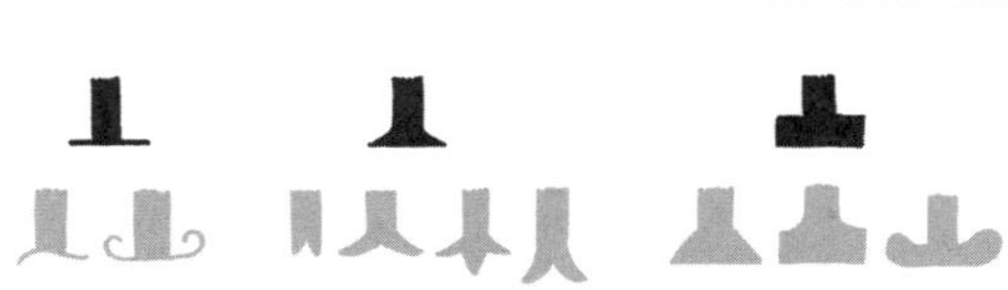

Die unterschiedlichen Serifenformen Roman, Bodoni und Egyptienne (v.l.n.r.).

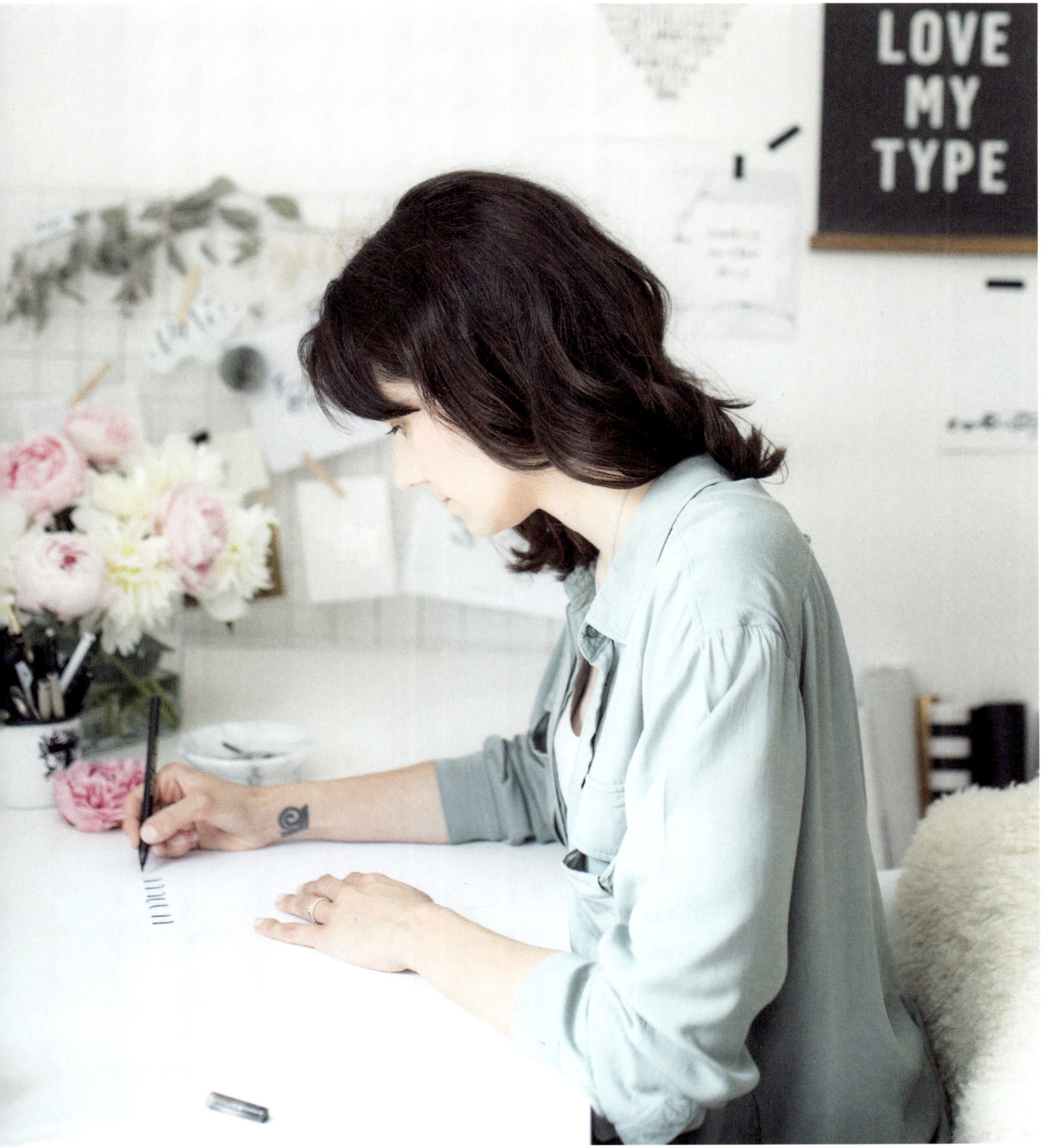
LOVE
MY
TYPE

SANS-SERIF-ALPHABET

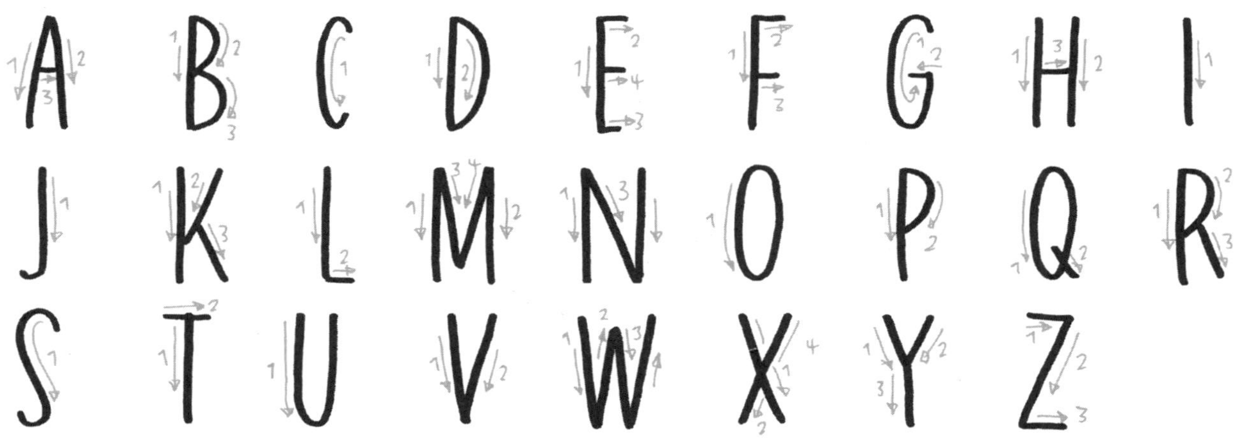

SERIFEN-ALPHABET

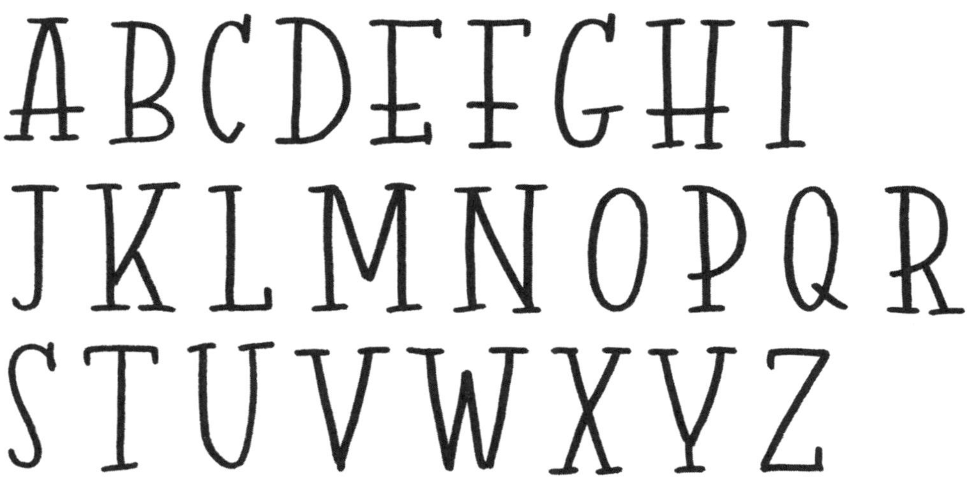

SCRIPT-ALPHABET

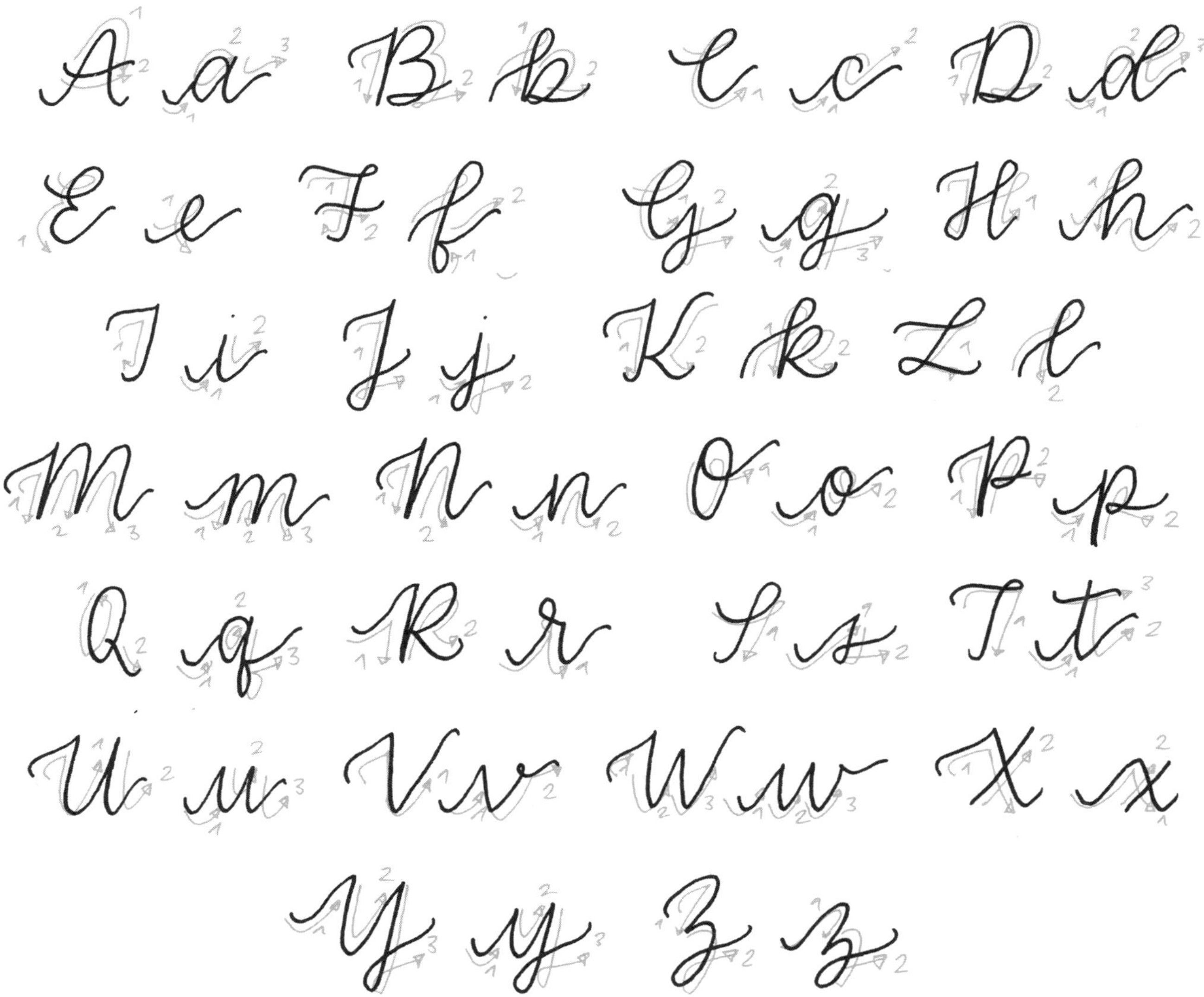

DIE TECHNIK

Für Lettering gilt: Übung macht den Meister. Bei der Schriftkunst ist nämlich die Technik der Schlüssel zum Erfolg und wichtiger als Talent. Jeder Buchstabe besteht aus einer bestimmten Anzahl von Grundformen – diese Regel gilt für alle Schriftfamilien und alle Schreibwerkzeuge. Jede Form wird ordentlich, gleichmäßig und konsistent ergänzt, bis der gewünschte Buchstabe daraus entstanden ist.

Mit den Buchstaben ist es wie mit einer Box voller Lego-Steine: Auch wenn es darin nur wenige unterschiedliche Arten von Steinen gibt, kann man doch alles von einem Baum über ein Haus bis hin zum Todesstern bauen! Die Steine (unsere Grundformen beim Lettering) sind gleich, aber je nach Kombination erhältst du andere Ergebnisse. Durch die „Konstruktion" jedes einzelnen Buchstabens sind wir gezwungen, mit Muße und Gelassenheit an die Sache ranzugehen. Jeder Buchstabe, jeder Schnörkel und jedes Deko-Element verdient dabei unsere volle Aufmerksamkeit. Kein Lego-Steinchen ist unbedeutend, und je mehr wir uns auf den bunten Haufen einlassen, desto gerader und standfester wird am Ende unser Bauvorhaben.

Damit dein Lettering für die Betrachter schön aussieht, solltest du folgende Punkte berücksichtigen:

Ordentlichkeit

Achte beim Lettering stets auf eine ruhige und ordentliche Ausführung der einzelnen Buchstaben. Die Formen sollen nicht einfach nur existieren, sondern für sich genommen Schönheit und Eleganz ausstrahlen. Benutze dein Werkzeug mit Respekt und Liebe und ziehe alle Linien sauber durch. Ovale sollten stets geschlossen werden, sich treffende Linien sollten sich berühren (aber nicht kreuzen). Lettering ist nicht ungefähr, sondern exakt!

Gleichmäßigkeit

Es ist wichtig, die Grundformen gleichmäßig zu malen. Das bedeutet: gleiche Linienformen, gleiche Strichstärken, gleiche Abstände (zwischen den Buchstaben und zwischen den Wörtern) und gleiche Neigungen. Je mehr das Handgelenk trainiert ist, desto eher stellt sich der gleichmäßige Rhythmus ganz von selbst ein.

Konsistenz

Der Schlüssel zum Lettering-Erfolg liegt in der stimmigen Konsistenz der Buchstaben. Der Blick und das Gespür für eine ausgewogene Gesamtkomposition stellen sich mit der Zeit automatisch ein. Bis dahin sind Bleistift und Radiergummi deine besten Freunde, und Hilfslinien, Raster und Vorzeichnungen helfen dir beim Layout deines Letterings.

DAS LINIENSYSTEM

Das sogenannte Liniensystem hilft dabei, eine gleichmäßige Grundlinie beizubehalten. Es besteht aus zwei bis vier horizontalen Linien und den vertikalen Neigungslinien. Letztere helfen beim gleichmäßigen Schrägstellen der Buchstaben für alle Schreibschriftarten.

In das Liniensystem werden alle Buchstaben wie in der Abbildung rechts eingeordnet.

TIPPS ZUR BENUTZUNG DES LINIENSYSTEMS

1. Alle Buchstaben sitzen auf der Basis!
2. Versalien (Großbuchstaben) besitzen keine Unterlänge!
3. Die Linien sollten eingehalten werden!
4. Die dicken Abwärtsstriche mit dem Brush Pen sollten immer exakt entlang der Neigungslinie stehen!
5. Die Größe des Linienrasters sollte immer der Größe des Schreibwerkzeugs angepasst sein!

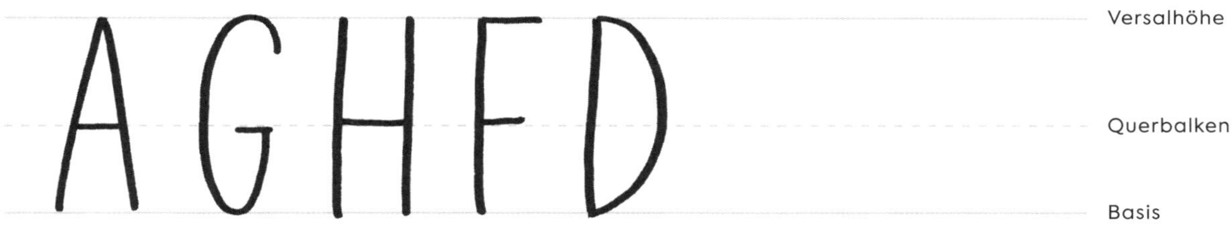

Großbuchstaben

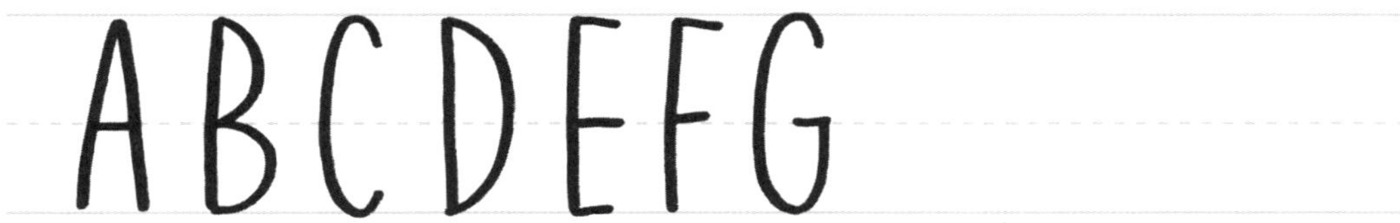

Groß-/Kleinbuchstaben

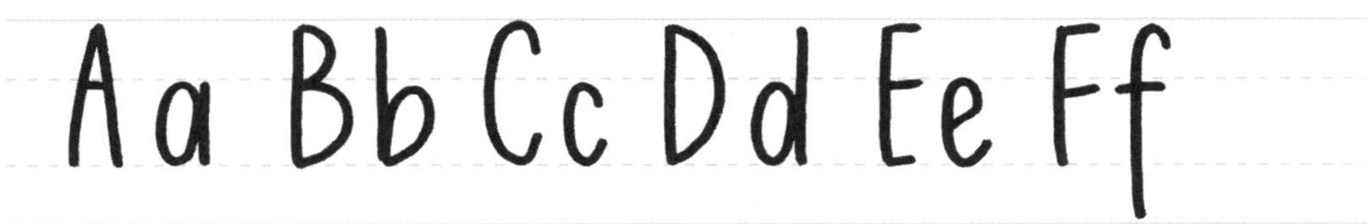

Groß-/Kleinbuchstaben mit Neigung

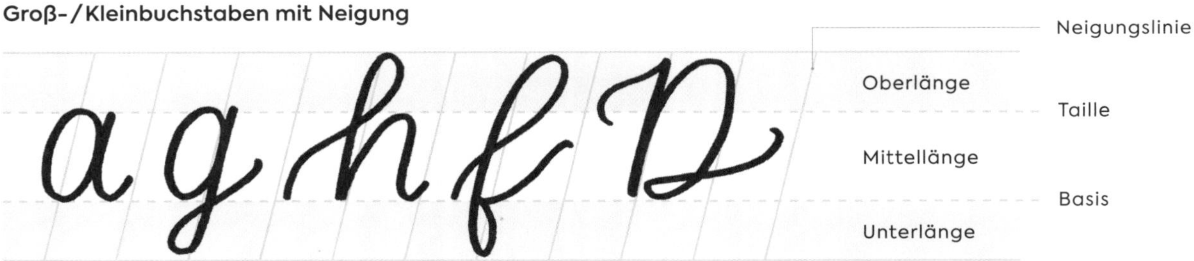

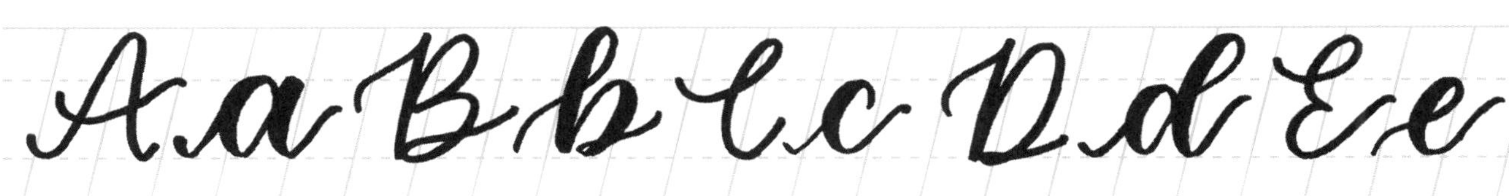

PROJEKTANLEITUNG

Mit den folgenden Hand-Lettering-Basics kannst du dich an jedes der Lettering-Projekte in diesem Buch heranwagen. Für fast jedes Projekt haben wir zunächst Vorlagen erstellt, diese dann auf die jeweiligen Gegenstände übertragen und anschließend mit dem entsprechenden Lettering-Werkzeug noch mal nachgemalt.

Je nach Lettering-Erfahrung und -Sicherheit kann diese Vorarbeit selbstverständlich auch entfallen und so habe ich z. B. das Monstera-Blatt im Projekt „Was darf es sein?" (Seite 87) „aus dem Bauch heraus" beletttert. Ich empfehle dir aber grundsätzlich folgende Vorgehensweise:

1. Vorlagen erstellen
2. Vorlagen übertragen
3. Oberflächen beschriften

1. VORLAGEN ERSTELLEN

Alle Letterings in diesem Buch gibt es als Vorlagen auf den zwei beigelegten Maxi-Postern. Übertrage sie ganz leicht 1:1 auf die gewünschte Oberfläche (siehe dazu Seite 16: „Vorlagen übertragen"). Natürlich kannst du auch eigene Motive und Vorlagen erstellen und diese auf dein Wunschprojekt lettern – auch dafür gebe ich dir in diesem Kapitel einige Hilfestellungen.

ANALOG

Ich bin ein Freund von analoger Vorlagenerstellung, weil ich mich einfach gerne mit Papier und Stift an meinen Schreibtisch setze und im (vermeintlichen) Chaos aus zerknüllten Entwürfen und Radiergummikrümeln arbeite. Für mich ist dieser „haptische Kreativprozess" ein ganz wichtiger Schritt zum perfekten Ergebnis und ich nutze dabei hauptsächlich die folgenden Materialien:

Clairefontaine DCP Kopierpapier
Das glatte Kopierpapier ist sowohl mein Favorit für Übungen mit dem Brush Pen (da die Spitze geschont wird) als auch für Skizzen jeglicher Art. Auf der Papieroberfläche gleiten selbst Bleistifte wunderbar leicht und ermöglichen so perfekte Rundungen und kerzengerade Linien. Noch dazu ist ein 500er-Pack nicht teuer und durch die einzelnen Papiere praktisch in der Handhabung (keine Bindung o. Ä.).

Tombow MONO Graph (HB)
Für meine Skizzen nutze ich einen mechanischen Bleistift, da ich mir so das ständige Anspitzen erspare und präzisere Linien zeichnen kann. Als Favorit hat sich in meinem Toolkit der Tombow MONO Graph herauskristallisiert, da er robust ist, bequem in der Hand liegt und eine HB-Mine besitzt (die beim Zeichnen einfach herausgeschüttelt werden kann).

Tombow MONO Dust Catch
Ein guter Radierer darf bei der Vorarbeit natürlich nicht fehlen, denn eine Skizze gelingt nie beim allerersten Versuch! Der MONO Dust Catch von Tombow radiert nicht nur gut, er „sammelt" seine eigenen Rückstände auch noch selbst wieder ein und hinterlässt weniger Radiergummiabrieb auf dem Blatt.

Tombow MONO Zero
Ein weiterer Radiergummi, der bei mir absolut nicht fehlen darf, ist der MONO-Zero-Radierstift. Er ist mit seiner feinen Spitze vor allem für das Ausbessern kleinerer Bereiche gedacht oder das nachträgliche Entfernen von Bleistiftvorzeichnungen auf dem fertigen Lettering. So muss nicht über das gesamte Lettering-Ergebnis wild „gerubbelt" werden (was eventuell Pigmente wieder mit ablöst), sondern Bleistiftblitzer können ganz gezielt entfernt werden.

Die Schwierigkeitsgrade der einzelnen Projekte kannst du an diesen Symbolen ablesen

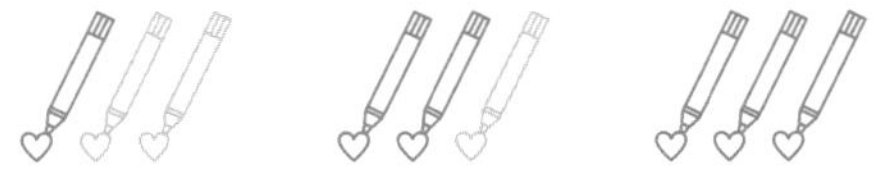

leicht mittel anspruchsvoll

Canson Markerpapier

Dieses Papier ist mein Wunderwerkzeug für „analoges Photoshop". Durch die Transparenz des (glatten) Markerpapiers können verschiedene Lettering-Entwürfe übereinandergelegt werden. Das ist vor allem dann nützlich, wenn ein Teil der Lettering-Komposition bereits zufriedenstellend ist, aber ein anderer noch hier und da nachgebessert werden muss. Schneller, als ein ganzes Wort immer und immer wieder auszuradieren, ist es, eine weitere Schicht Markerpapier darüberzulegen und die neue Variante darauf zu lettern. Auch ein Verschieben oder Drehen ist mit dieser Technik wie mit digitalen Photoshop-Ebenen möglich, was die Bearbeitung einer Vorlage bis hin zum fertigen Endergebnis wirklich sehr bequem macht.

Schere und Tesafilm/Masking Tape

Weitere kleine Helfer für das analoge Photoshop-Feeling sind eine Schere und Tesafilm bzw. Masking Tape. Einzelne Elemente oder Lettering-Bereiche können mit diesen ausgeschnitten und wieder neu zusammengefügt werden (für mehrmaliges Ablösen verwendest du besser das Masking Tape statt Tesafilm). Auch zum Fixieren der einzelnen Schichten beim Arbeiten mit mehreren übereinandergelegten Papieren ist Masking Tape wunderbar geeignet, damit auch nichts verrutscht.

Huion Light Pad

Eine professionelle Ergänzung bei der analogen Vorlagenerstellung ist ein Light Pad. Dieser Leuchttisch wird wie bei der Markerpapier-Ebenen-Technik unter den Vorlagenstapel gelegt, um die Bleistiftstriche deutlicher durchscheinen zu lassen. Es kann aber auch zur Übertragung von Vorlagen auf (weiße) Materialien genutzt werden (siehe z.B. das Projekt „But first ... milk!" auf Seite 100).

DIGITAL

Markus erstellt seine Vorlagen und Skizzen lieber digital auf seinem iPad Pro, das eine völlig andere Art der Projektvorbereitung bietet. Zuerst nimmt er mit dem iPad ein Foto des zu beschriftenden Gegenstandes auf und kann anschließend in einer Zeichen-App in verschiedenen Schriftstilen direkt darauf lettern – mit allen Vorteilen der digitalen Welt: rückgängig machen, löschen, wegradieren, vergrößern/verkleinern, duplizieren usw. Am Ende hält er einen digitalen Prototypen in Händen, der zeigt, wie sein Produkt später einmal „in echt" aussehen könnte! Die Ebene mit der Schriftvorlage exportiert er anschließend in der gewünschten Größe, druckt sie auf einem Drucker aus und paust sie auf den Gegenstand ab. Schöne, neue (Lettering-)Welt!

iPad Pro + Apple Pencil

Der unangefochtene Held und Game Changer im Digital (Tablet) Lettering ist ohne Frage das iPad Pro von Apple (siehe Kapitel „Digital Lettering" in „Hand Lettering Alphabete"). Im Zusammenspiel mit dem Apple Pencil (ja, es muss exakt diese Kombination sein) und den richtigen Apps hat es Apple geschafft, die Welt des digitalen und mobilen Hand Letterings und Illustrierens zu revolutionieren.
Kein anderes Gerät erlaubt solch eine exakte und intuitive/ergonomische Linienführung.

ProCreate App

Mehr als diese App braucht ein Letterer nicht, um glücklich zu sein! ProCreate ist das Photoshop für unterwegs und bietet verschiedene Brushes, Ebenen, Ebeneneffekte und Exportfunktionen. Die Arbeitsfläche kann in 300 dpi angelegt werden und ist so optimal für den Export bzw. Druck vorbereitet. Das Bild des Gegenstandes wird als Ebene eingefügt und auf einer weiteren Ebene darüber belettert.

2. VORLAGEN ÜBERTRAGEN

Die fertigen Vorlagen müssen anschließend im Größenverhältnis 1:1 auf die unterschiedlichen Oberflächen abgepaust werden, um im letzten Schritt mit dem passenden Werkzeug nachgemalt werden zu können. Je nachdem, ob die Oberfläche hell oder dunkel ist, gibt es verschiedene Vorgehensweisen für die Übertragung:

Auf helle Untergründe

Material

⟶ 2B-Bleistift
⟶ HB-Bleistift
⟶ Masking Tape/Malerkrepp
oder Kohlepapier
oder Light Pad

Zunächst wird die Rückseite (!) der Vorlage mit dem weichen 2B-Bleistift komplett schraffiert. Halte dazu den Bleistift maximal schräg und streife ihn mit leichtem Druck über die Papieroberfläche. Anschließend legst du die Vorlage mit dem Motiv nach oben an die gewünschte Stelle auf den zu beletternden Gegenstand und fixierst sie mit Masking Tape bzw. Malerkrepp. Nun fährst du mit einem HB-Bleistift sorgfältig alle Konturlinien nach, wobei du Druck ausübst. Durch das Grafit auf der Rückseite wird das Motiv dabei auf die Oberfläche des Gegenstands übertragen.

Alternativ kannst du Kohlepapier (mit Kohle bzw. Grafit beschichtet) zwischen die Vorlage und die Oberfläche legen und wiederum die Konturlinien mit einem HB-Bleistift nachfahren. Ein Blatt kann mehrfach verwendet werden! Wer ein Light Pad besitzt, kann seine Vorlage damit auch auf helle, dünne und vor allem glatte Oberflächen übertragen (Papier, Pappe, Stoff, Acryl, ...) bzw. direkt mit dem Lettering-Werkzeug auf der Oberfläche arbeiten.

Auf dunkle Untergründe

Material

⟶ Kreide
⟶ HB-Bleistift

Anstelle der schwarzen Grafit-Schraffur eignen sich auf dunklen Untergründen Kreidepigmente zum Übertragen einer Vorlage. Dafür ebenfalls die Vorlage auf der Rückseite mit einer Kreide komplett einschraffieren. Mit dem Motiv nach oben an die gewünschte Stelle auf dem dunklen Gegenstand legen und mit Masking Tape bzw. Malerkrepp gut fixieren. Alle Konturlinien sorgfältig mit dem HB-Bleistift nachfahren, dabei Druck ausüben.

Wo klappt das nicht?

Das Abpausen von Vorlagen funktioniert auf einigen, vor allem natürlichen Materialien leider nicht. So müssen z.B. Blumen-/Pflanzenblätter, Obst, Lampions und einige weitere Projekte aus dem Buch „frei Hand" beschriftet werden bzw. mithilfe von Hilfslinien. Diese können mit einem weichen 2B-Bleistift (auf helle Untergründe) bzw. mit dem weißen STABILO-All-Buntstift (auf dunkle Untergründe) aufgezeichnet und später vorsichtig (!) wegradiert bzw. abgewischt werden. Auch Masking Tape bzw. Malerkrepp eignet sich hervorragend, um z.B. gerade Grundlinien für Schriftzüge abzukleben und widerstandslos zu entfernen.

3. OBERFLÄCHEN BESCHRIFTEN

Es gibt zwei Faktoren, die bei der Wahl für ein Lettering-Werkzeug entscheidend sind:

1. Welches Material bzw. welche Oberfläche du damit belettern willst.
2. Ob das Motiv wieder vom Gegenstand entfernbar oder permanent sein soll.

FÜR JEDE OBERFLÄCHE DAS RICHTIGE SCHREIBWERKZEUG

KREIDE-/SCHIEFERTAFEL

entfernbar

→ Kreide
→ uni POSCA Marker
→ flüssige Kreidemarker, z.B. von Molotow
→ STABILO CarbOthello
→ STABILO All Buntstifte
→ STABILO Woody

permanent

→ Molotow-Acrylmarker
→ Montana-Acrylmarker

HOLZ

unbehandelt

→ Rund- oder Flachpinsel + Acrylfarbe
→ edding 4000 Mattlack-Marker
→ edding 4040 Mattlack-Marker

lackiert (z.B. mit Acrylfarbe)

→ Molotow-Acrylmarker
→ Montana-Acrylmarker

GLAS/SPIEGEL

entfernbar

→ uni POSCA Marker
→ flüssige Kreidemarker, z.B. von Molotow

permanent

→ Molotow-Acrylmarker
→ Montana-Acrylmarker
→ Marabu Porcelain & Glas Painter
→ edding 780 Glanzlack-Marker

KERAMIK/PORZELLAN

entfernbar

→ uni POSCA Marker
→ flüssige Kreidemarker, z.B. von Molotow

permanent (nach Fixierung)

→ edding 4200 Porzellan-Pinselstift

PLASTIK/ACRYL

entfernbar

→ uni POSCA Marker
→ flüssige Kreidemarker, z.B. von Molotow

permanent

→ Molotow-Acrylmarker
→ Montana-Acrylmarker
→ edding 780 Glanzlack-Marker

STOFF

nicht waschbar (z.B. Leinen):

→ Tombow Fudenosuke Brush Pen (hart)
→ edding 1340 brushpen
→ Molotow-Acrylmarker

waschbar (nach Fixierung)

→ Rico Design Textilstift
→ Rico Design Textilfarbe
→ edding-4500 creative textile marker
→ edding 4600 textile pen

ANDERES

glatt (z.B. Obst)

→ uni POSCA Marker
→ Molotow-Acrylmarker
→ Montana-Acrylmarker

strukturiert (z.B. Fußmatte)

→ edding Lackmarker
→ Rund- oder Flachpinsel und Acrylfarbe

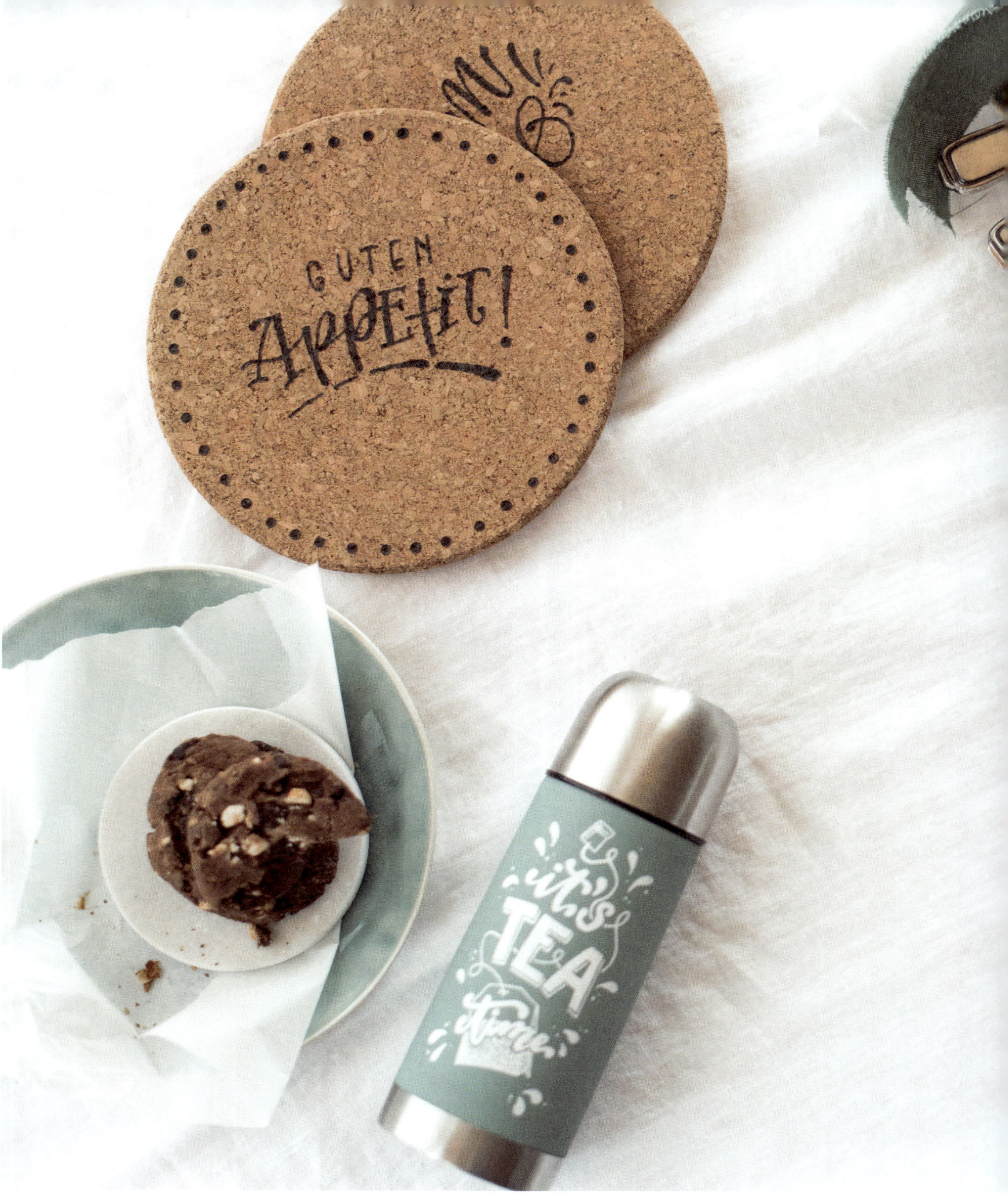
GUTEN
Appetit!
it's
TEA
time

KÜCHE

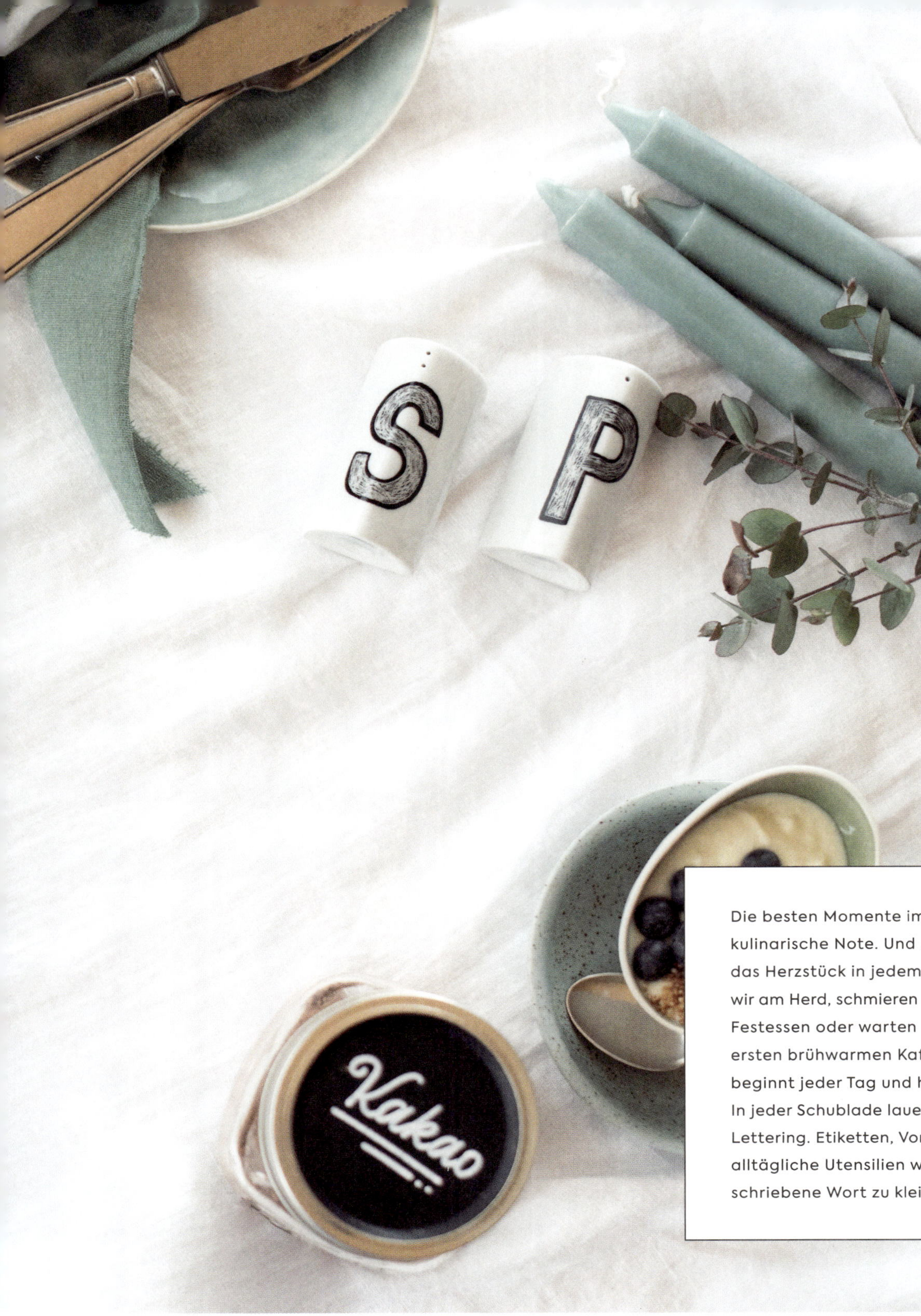

Die besten Momente im Leben haben eine kulinarische Note. Und sowieso: Die Küche ist das Herzstück in jedem Haushalt. Hier wüten wir am Herd, schmieren Pausenbrote, planen Festessen oder warten verschlafen auf den ersten brühwarmen Kaffee des Morgens. Hier beginnt jeder Tag und hier klingt er auch aus. In jeder Schublade lauern etliche Ideen für Hand Lettering. Etiketten, Vorratsgläser und andere alltägliche Utensilien werden durch das geschriebene Wort zu kleinen Augenschmeichlern.

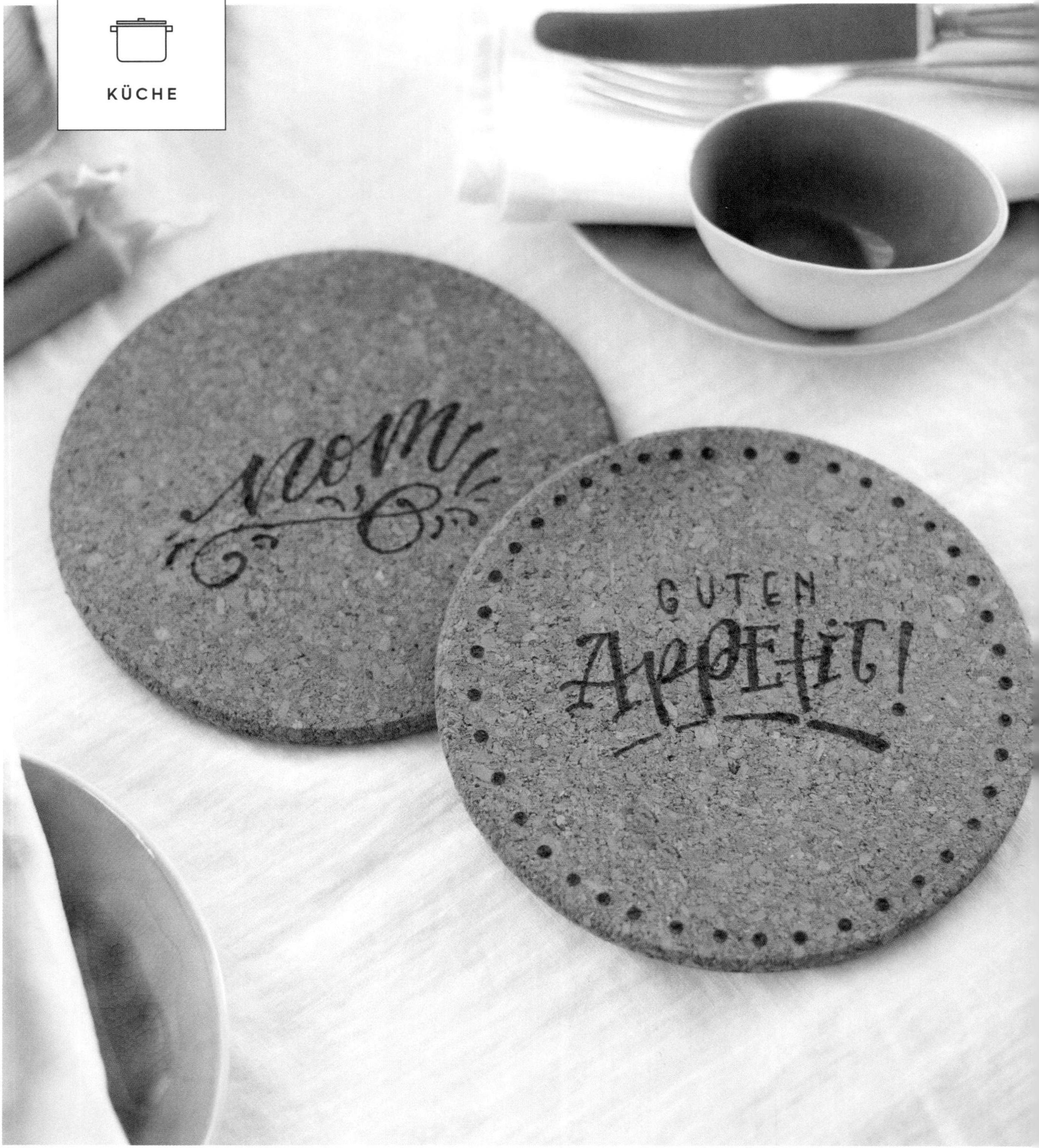
Mom
GUTEN
Appetit!

Achtung, heiß!

Bon appétit! Mitten im Tischgedeck können sich kleine Botschaften verstecken, selbst unter der Auflaufform, dem Topf oder der Servierplatte. Mit diesen Korkuntersetzern übermittelst du kulinarische, lustige oder liebevolle Nachrichten an deine Gäste, noch bevor du dein Essen dampfend heiß servierst.

MATERIAL

Variante 1 + 2

- **Topfuntersetzer aus Kork (z. B. HEAT von IKEA)**
- **Lötkolben mit Rundspitzen-Aufsatz (klein/groß)**
- **weicher Bleistift (2B)**

HOW-TO

Zeichne zunächst das Design mit dem weichen Bleistift direkt auf die Korkuntersetzer vor. Achte darauf, nur ganz leicht aufzudrücken.

Variante 1 „Nom“

1. Schreibe für die Vorzeichnung das Wort „nom“ im Faux-Calligraphy-Stil mittig auf den Topfuntersetzer. Zuerst in Schreibschrift mit dünner Linie, bevor du alle Abwärtsstriche verdickst. Mit Aufschwung und Tropfenform beginnen und abschließen.
2. Lass den Lötkolben lange genug aufheizen. Er ist erst dann einsatzbereit, wenn sich der Kork bei Druck mit dem Lötkolben auf die Oberfläche dunkel verfärbt.
3. Arbeite langsam, damit der Schriftzug ganz gleichmäßig in die Oberfläche eingebrannt wird.
4. Die Schnörkel und „Splashes“ setzt du am Ende unter das Lettering, um die Dynamik des Wortes aufzugreifen und zu unterstreichen.

Variante 2 „Guten Appetit!“

1. Schreibe zuerst „Guten“ in Sans Serif und mit einfacher Linienstärke mittig in das obere Drittel des Korkuntersetzers.
2. Anschließend ergänzt du darunter „Appetit!“ abwechselnd in Serifen und Faux Calligraphy. Variiere dabei die Höhe der Grundlinie.
3. Mit einem schwungvollen „Swoosh“ unterstreichst du nun „Appetit“.
4. Ziehe alle Linien mit dem Lötkolben langsam und sorgfältig nach.
5. Um gepunktete Linien als Rahmen rund um den Korkuntersetzer zu platzieren, drückst du mit einem Rundspitzen- oder Kugelaufsatz für den Lötkolben wiederholt und mit gleichmäßigem Abstand senkrecht in den Kork.

TIPPS & TRICKS

Zu feine Lötkolbenspitzen können sich schnell in dem groben Kork verhaken. Greif daher lieber zu Rundspitzen, die selbst unter starkem Druck gut über die Oberfläche gleiten. Achtung: Der Griff des Lötkolbens kann mit der Zeit sehr heiß werden. Verwende zum Wechseln der Lötkolbenspitzen unbedingt eine Flachzange und lass sie auf einer feuerfesten Unterlage abkühlen.

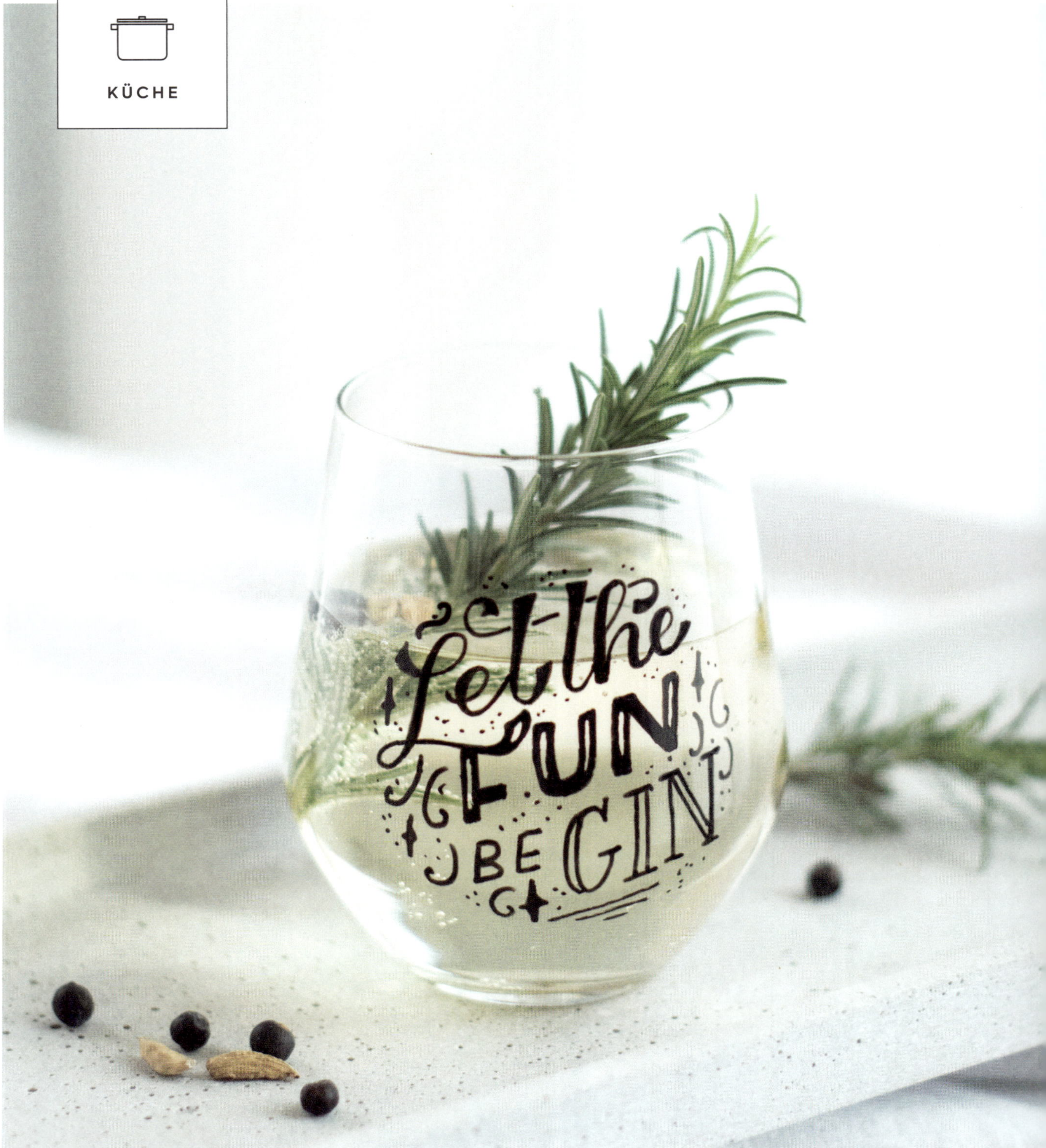
Let the
FUN
BEGIN

Let the fun beGIN!

Hand Lettering auf Glas ist immer eine Herausforderung, der man sich aber unbedingt stellen sollte. Es sieht nämlich verdammt gut aus und bringt außerdem kleine Unikate in den Gläserschrank. Mit einfachen Kniffen verewigt man kurze – garantiert trinkfeste – Sprüche, die auf der nächsten Gin-Party ordentlich Stimmung machen.

HOW-TO

Reinige zunächst deine ausgewählten Gläser und trockne sie anschließend gut ab. Vermeide bitte unbedingt Fettabdrücke!

Variante 1 „Let the fun beGin"

1. Zeichne den Schriftzug „Let the fun beGIN" auf Papier vor, schneide ihn anschließend aus und klebe ihn mit Tesafilm an die gewünschte Stelle im Glasinneren.

2. Mit dem dünnen schwarzen Marabu Porcelain & Glas Painter 0,8 mm, malst du die Vorlage auf der Außenseite von oben nach unten nach.

3. Die Buchstaben werden im Schreibstil Faux Calligraphy („Let the" sowie „be") und in Blockschrift („FUN" und „GIN") mit dem Painter gefüllt. Damit du die erste Schicht nicht wieder abkratzt, arbeite am besten zügig.

4. Pumpe den Painter regelmäßig an, wenn der Tintenfluss aussetzen sollte. Du kannst ihn auch auf einem anderen Glas kurz ausprobieren bzw. „anschreiben".

MATERIAL

Variante 1 + 2

- Gin-Glas (z. B. IVRIG oder DYRGRIP von IKEA)
- Marabu Porcelain & Glas Painter 1–2 mm (weiß)
- Marabu Porcelain & Glas Painter 0,8 mm (schwarz)
- Masking Tape
- Wattestäbchen
- Küchenpapier
- Glasreiniger

Variante 2 „Cheers“

1. Mit dem Masking Tape klebst du zu Beginn eine waagerechte Linie für die Grundlinie des Wortes auf dem Glas ab.

2. Danach letterst du über der Linie „cheers“ im Script-Stil mit dem weißen Marabu Porcelain & Glas Marker 1–2 mm. Den Marker zuvor gut anpumpen. Du brauchst die Buchstaben kein zweites Mal nachzumalen, da dies die erste Tintenschicht wieder entfernen würde.

TIPPS & TRICKS

Die Gläser kannst du beim Lettern am besten zwischen den Beinen fixieren. Achte darauf, den Stift immer senkrecht auf der Glasoberfläche anzusetzen. Die Linien kannst du mit Wattestäbchen, Küchenpapier und Glasreiniger so lange korrigieren, bis sie im Ofen eingebrannt sind. Zur endgültigen und spülmaschinenfesten Fixierung bitte 30 Minuten bei 160° im Backofen einbrennen lassen.

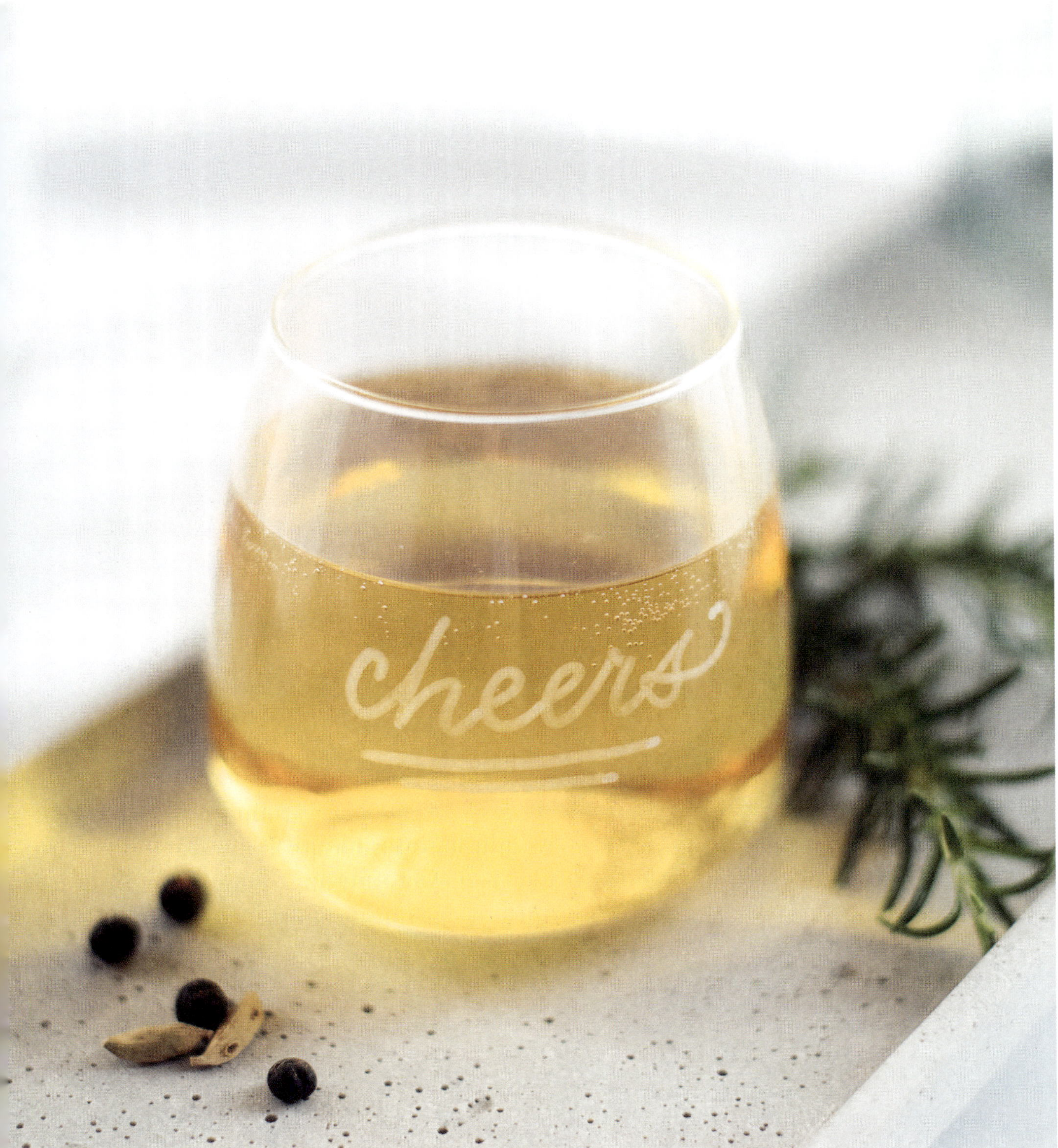
cheers

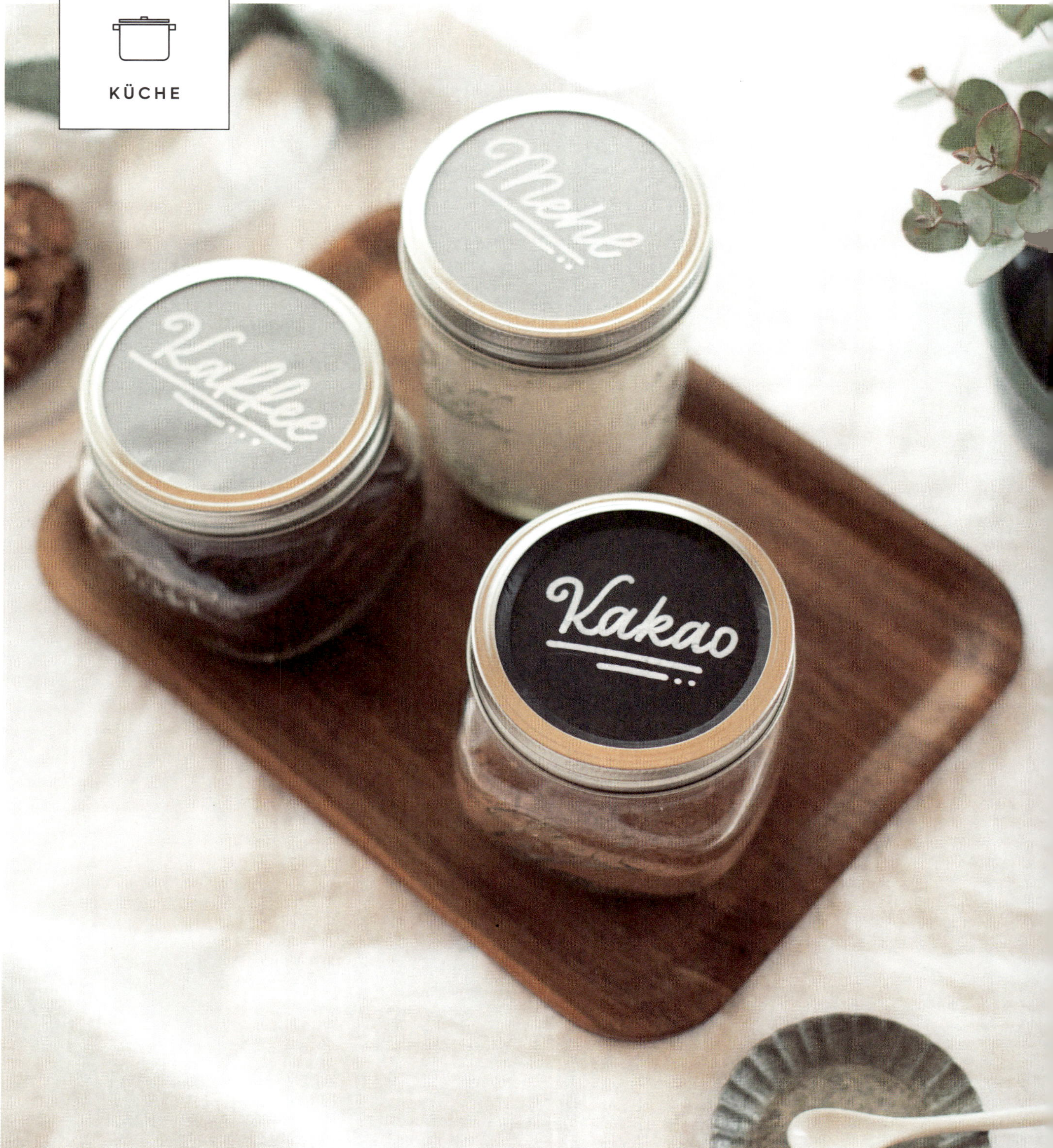
Mehl
Kaffee
Kakao

Gut verschraubt und verstaut

Ordnung muss sein. Das gilt vor allem in der Küche. Man mag sich nicht ausmalen, was passiert, wenn man den Lieblingsschokokuchen statt mit Zucker mit derselben Menge Salz zubereitet, weil kein Etikett daran klebte. Ewigen Dank also den kleinen Küchenhelfern und Ordnungsdienern wie diesen beschrifteten Aufbewahrungsgläsern.

MATERIAL

Variante 1 + 2

- **Einmachgläser (z.B. Ball Mason Elite und Ball Mason Wide, jeweils 475 ml)**
- **Tafelfarbe auf Wasserbasis, (z.B. von Rico Design)**
- **Mini-Lackierroller aus Schaum (aus dem Baumarkt)**
- **Hahnemühle Entwurfblock**
- **uni POSCA Chalk Marker PWE-5M, 1,8–2,5 mm (weiß)**
- **Schere**
- **Bleistift (HB)**

HOW-TO

Grundiere zunächst die Deckel der Ball-Mason-Gläser mit dem Mini-Lackierroller und der Tafelfarbe. Damit die Oberfläche überall gleich abgedeckt ist, lackiere gegebenenfalls auch zwei Schichten übereinander.

Variante 1 „Kakao“

1. Lettere „Kakao“ in Schreibschrift mit der mittelfeinen Rundspitze des uni POSCA Chalk Markers auf den Deckel.
2. Unterstreiche anschließend den Schriftzug mit zwei Linien und Punkten.

Variante 2 „Kaffee“ & „Mehl“

1. Die losen Deckel kannst du auf den Hahnemühle Entwurfblock legen und sie mit dem Bleistift umrunden.
2. Der Kreis wird in Deckelgröße ausgeschnitten.
3. Jetzt lettere die Wörter „Kaffee“ und „Mehl“ mit dem uni POSCA Chalk Marker in Schreibschrift auf die Papieroberfläche.
4. Diese Wörter werden danach mit zwei Linien und Punkten unterstrichen.
5. Zuletzt legst du den Papierkreis über den Deckel mit der Tafelfarbe und unter den Deckelrand und verschraubst ihn mit dem Glas.

TIPPS & TRICKS

Mit etwas Küchenpapier und Wasser kannst du die Schrift jederzeit von den Deckeln mit der Tafelfarbe wieder entfernen bzw. korrigieren.

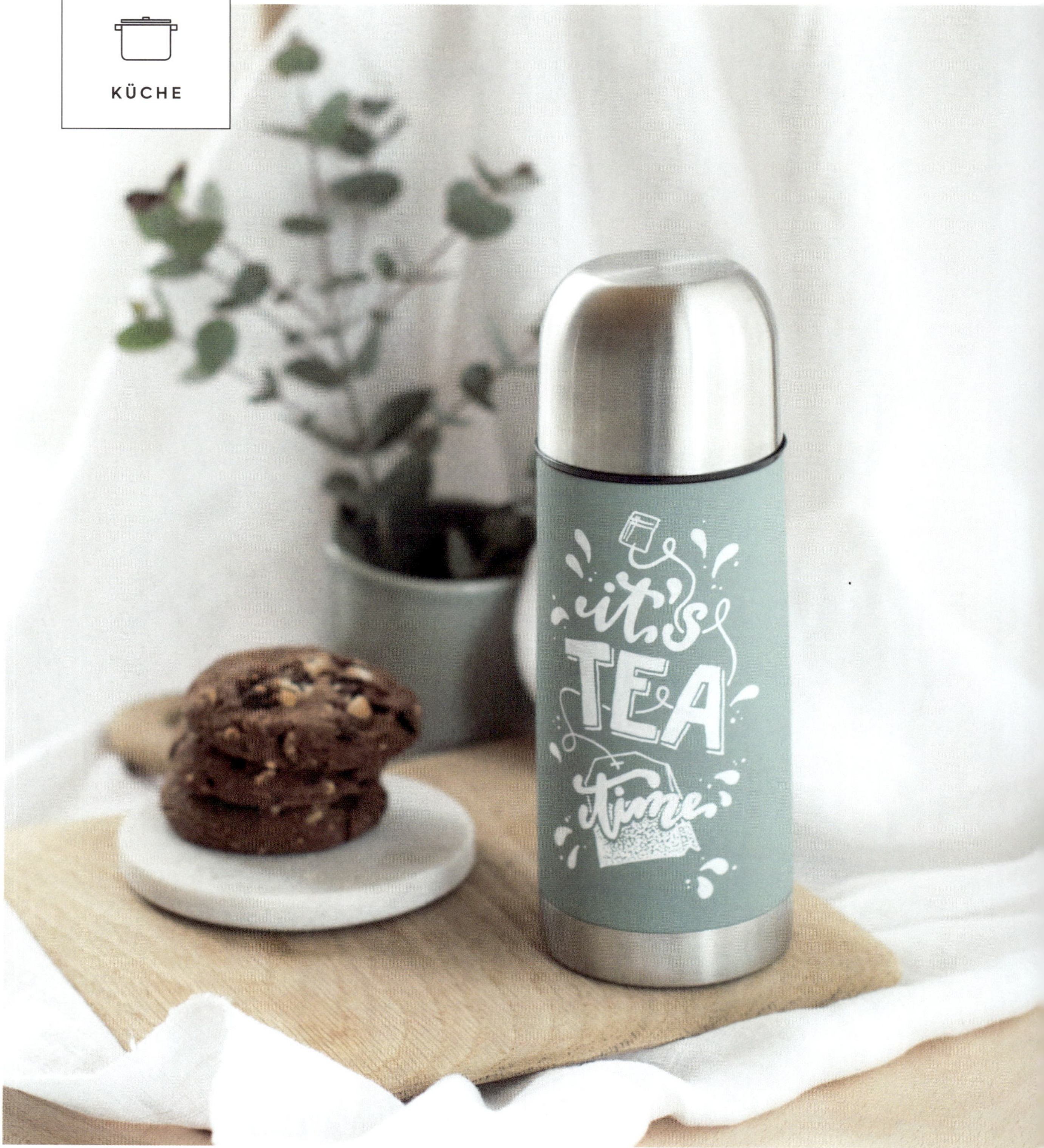
it's
TEA
time

Auszeit für unterwegs

Eine Tasse Ruhe, bitte! Es gibt doch nichts Besseres als eine kurze Teepause, die uns für einen Moment innehalten und bei der man Geschehenes Revue passieren lässt. Im Grunde sollte man ohne eine Thermoskanne mit brühwarmem Tee gar nicht erst das Haus verlassen. Sicher ist sicher.

MATERIAL

- **Bleistift (2B)**
- **Radiergummi**
- **Molotow One4All Acrylic Pump Marker, 2 mm (weiß)**
- **1 Thermoskanne**
- **weicher Lappen**

HOW-TO

1. Reinige zuerst die Thermoskanne mit etwas Wasser und einem weichen Lappen von außen.
2. Mit dem Bleistift kannst du nun das Design auf der Flasche vorzeichnen.
3. Radiere den mit dem Bleistift vorgezeichneten Entwurf mit dem Radiergummi leicht aus. Die Linien sollten noch minimal sichtbar bleiben.
4. Im Anschluss fährst du alle dünnen Linien mit dem weißen Acrylstift nach.
5. Die Flächen werden ebenfalls mit dem Acrylstift ausgefüllt.
6. Warte unbedingt ab, bis die Farbe vollkommen getrocknet ist, ehe du die Flasche benutzt.

TIPPS & TRICKS

Um die Kanne am besten mit Lettern versehen zu können, schlägst du die Beine übereinander und legst die Kanne dann auf dem Schoß ab. So behältst du jederzeit die Kontrolle, denn sie kann nicht wegrollen.

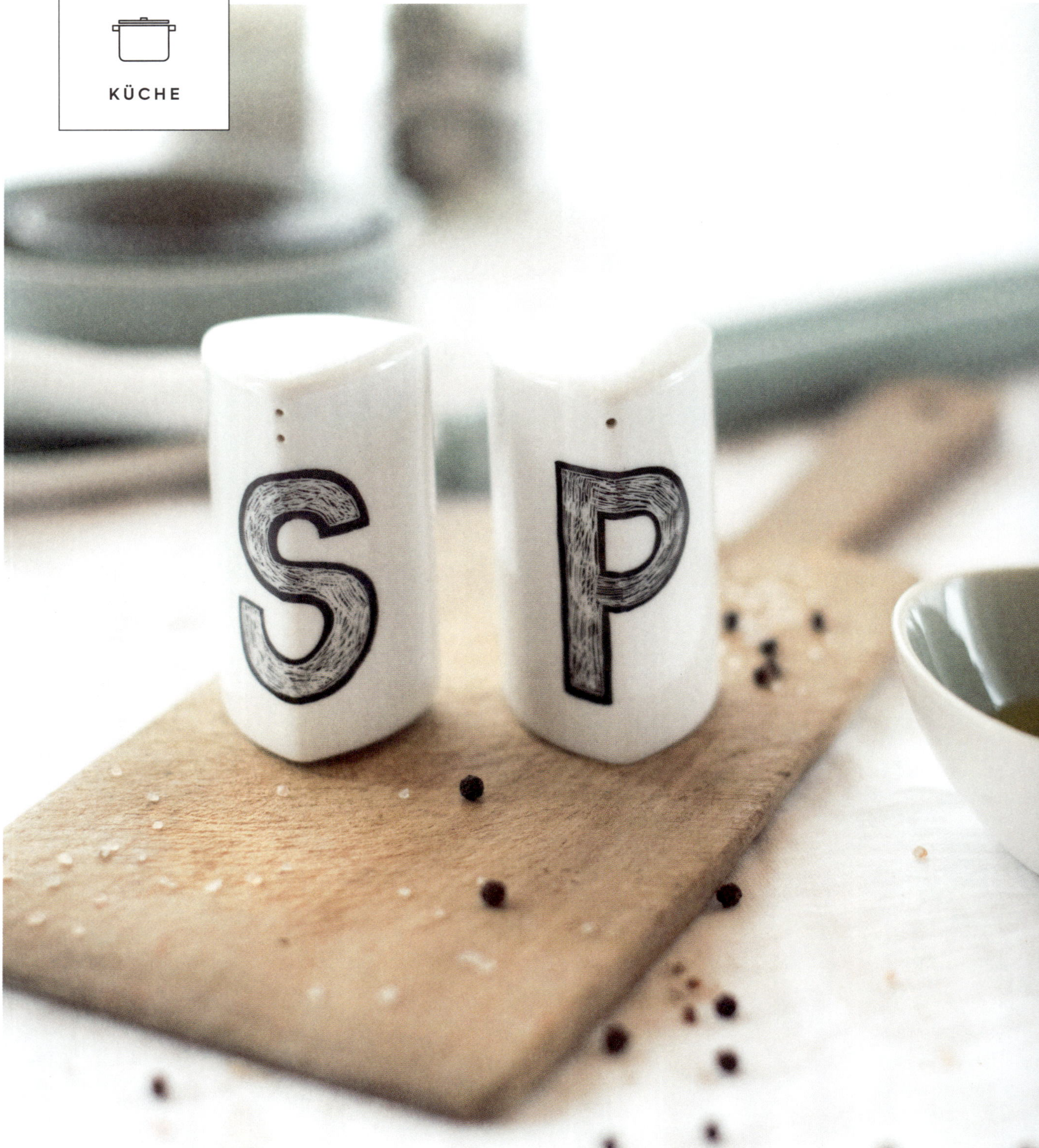
S
P

Bring Würze in dein Leben

Nichts ist so unscheinbar und gleichermaßen unentbehrlich auf einem gedeckten Esstisch wie das Duo Salz und Pfeffer. Um dieses Powerpärchen des Gewürzschranks zu beschreiben, bedarf es lediglich zweier Buchstaben: S und P – und jeder am Tisch weiß Bescheid. Gerade deswegen verdienen diese Gewürzklassiker eine Aufmachung, die sich sehen lassen kann.

MATERIAL

- Salz- und Pfeffer-streuer aus Porzellan
- etwas Essig
- Küchentuch
- Bleistift (2B)
- Radiergummi
- edding 4200 Porzellan-Pinselstift
- Schaschlikspieß
- Backblech oder Gitterrost

HOW-TO

1. Reinige zunächst die Salz- und Pfefferstreuer mit Essig und einem Küchentuch.
2. Mit Bleistift zeichnest du die äußeren Linien des Buchstabesn „S" in Blockschrift auf den Salzstreuer sowie die des Buchstabens „P" in Blockschrift auf den Pfefferstreuer.
3. Du kannst nun die Bleistiftlinien mit dem Radiergummi vorsichtig entfernen, sodass diese nur noch leicht zu sehen sind.
4. Mit dem Porzellan-Pinselstift fährst du die Linien nach und malst die Buchstaben vollständig schwarz aus.
5. Bevor es weitergeht, lass die Farbe für mindestens 5 Minuten antrocknen.
6. Mit dem Schaschlikspieß ritzt du danach das Muster in die beiden Buchstaben.
7. Heize den Ofen auf 160° vor. Bevor du die Salz- und Pfefferstreuer auf das Backblech stellst, entferne bei beiden Streuern noch die Gummistöpsel.
8. Jetzt kannst du das Blech mit den Gewürzstreuern in den Ofen schieben und diese im vorgeheizten Ofen für 25 Minuten einbrennen. Danach sollten sie im Ofen vollständig abkühlen.
9. Fertig! Befülle deine neuen Salz- und Pfefferstreuer mit Gewürzen und verschließe sie gut mit den Gummistöpseln.

TIPPS & TRICKS

Du kannst die Farbe vor dem Brennen jederzeit wieder wegwischen, falls du mal wackelst und ein Strich danebengehen sollte. Erst nach dem Brennen ist die Farbe spülmaschinenfest.

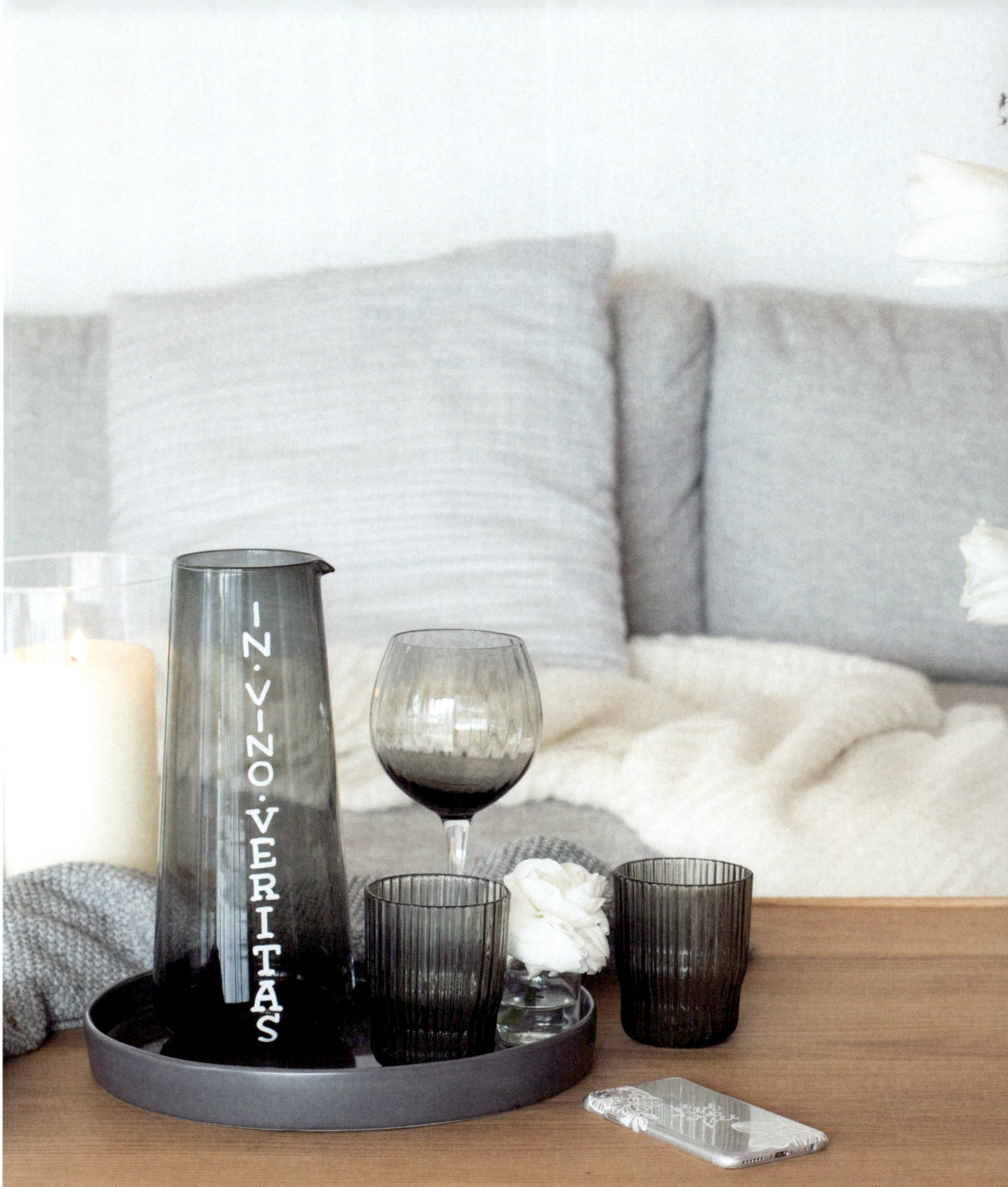
IN·VINO·VERITAS

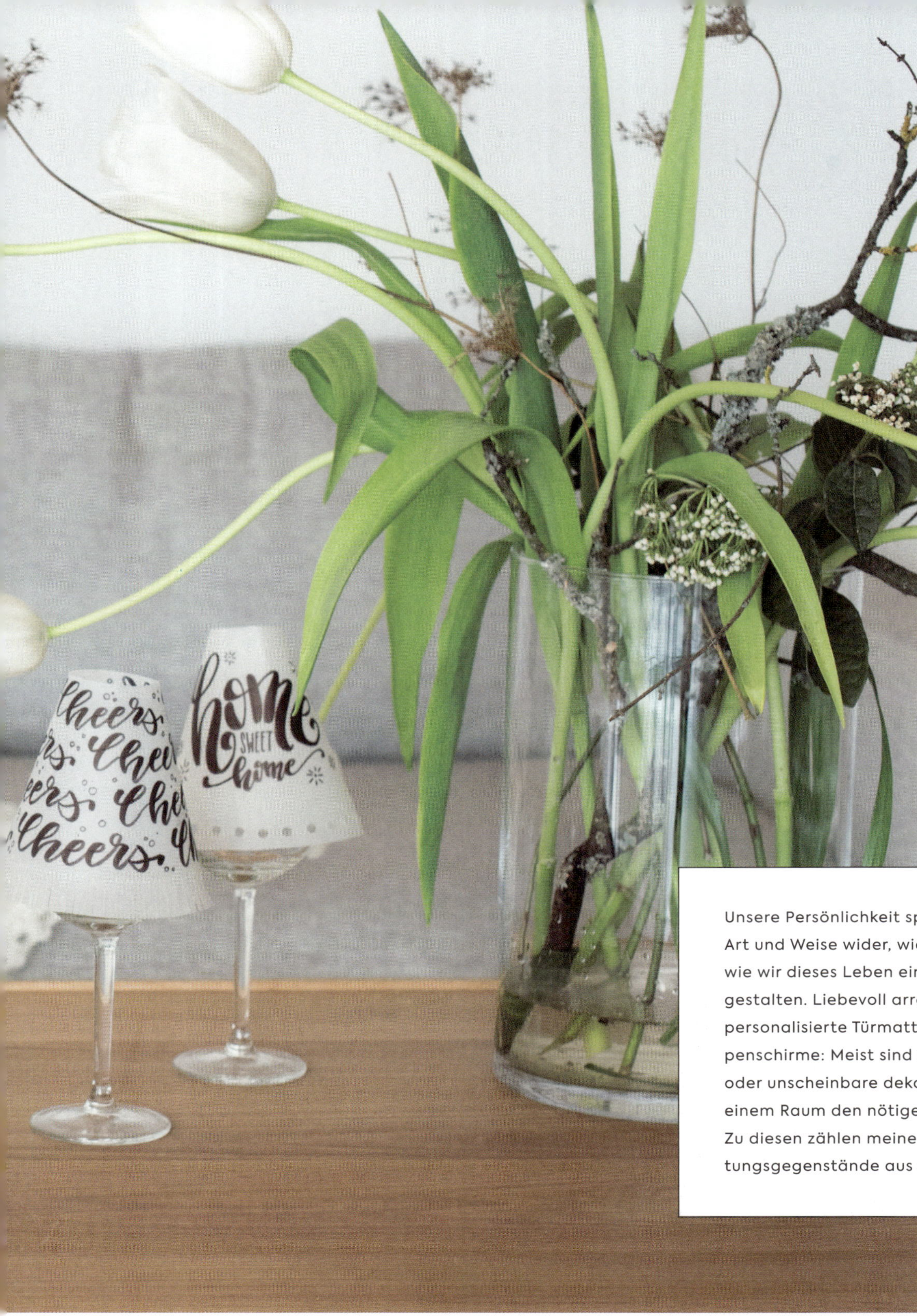

INTERIOR

Unsere Persönlichkeit spiegelt sich oft in der Art und Weise wider, wie wir leben – und wie wir dieses Leben einrichten und wohnlich gestalten. Liebevoll arrangierte Fotografien, personalisierte Türmatten oder pfiffige Lampenschirme: Meist sind es nur kleine Kniffe oder unscheinbare dekorative Elemente, die einem Raum den nötigen Feinschliff verleihen. Zu diesen zählen meine Projekte für Einrichtungsgegenstände aus diesem Kapitel.

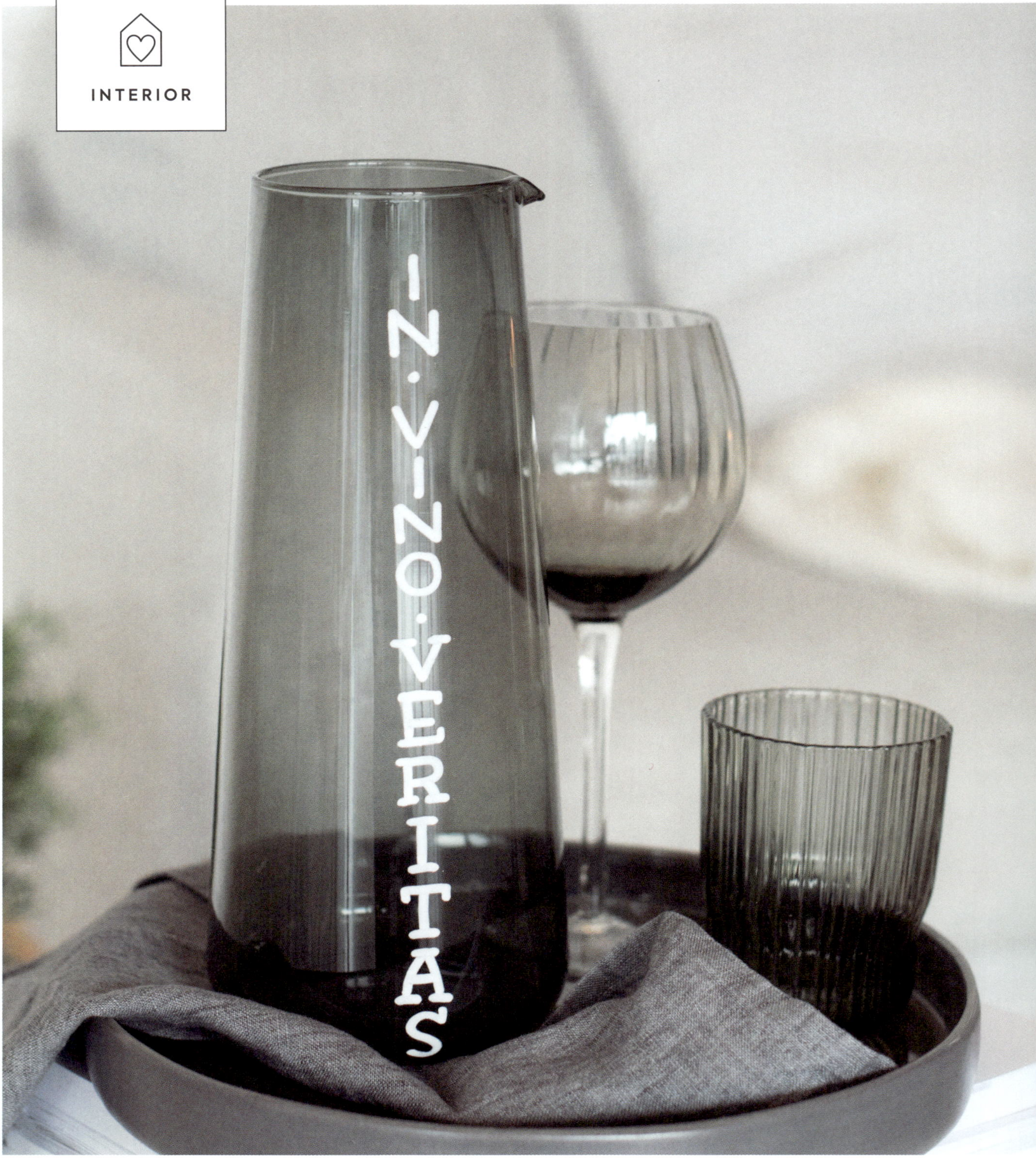
IN·VINO·VERITAS

Der Wein und die Wahrheit

Wer einen im Tee hat, plaudert gern und viel. Weiß doch jeder. Manche Dinge ändern sich nie. Schließlich war es der griechische Lyriker Alkaios von Lesbos in der Antike, der mit den berühmten, ins Lateinische übertragenen Worten „in vino veritas" Ähnliches umschrieb. Worte, die im Grunde auf jede Weinflasche gehören.

MATERIAL

- **farbige Glaskaraffe (z. B. INTAGANDE von IKEA)**
- **uni POSCA PC-5M, 1,8–2,5 mm, bullet shaped (weiß)**

HOW-TO

1. Zeichne den Schriftzug „IN VINO VERITAS" auf Papier vor. „IN VINO" schreibst du in Sans Serif und „VERITAS" als Hervorhebung in Serif. Alle Buchstaben werden in der gleichen Breite untereinandergesetzt und die einzelnen Worte mit Punkten voneinander getrennt.
2. Schneide deine Lettering-Vorlage als Längsstreifen aus und klebe sie mit Tesafilm an die gewünschte Stelle auf der Innenseite der Karaffe.
3. Mit dem weißen Marker uni POSCA PC-5M malst du die Buchstaben von oben nach unten nach.

TIPPS & TRICKS

Der weiße Marker bildet besonders auf farbigen Glaskaraffen einen schönen Kontrast. Auf transparenten Gefäßen kannst du natürlich mit einem farbigen oder schwarzen Marker arbeiten.

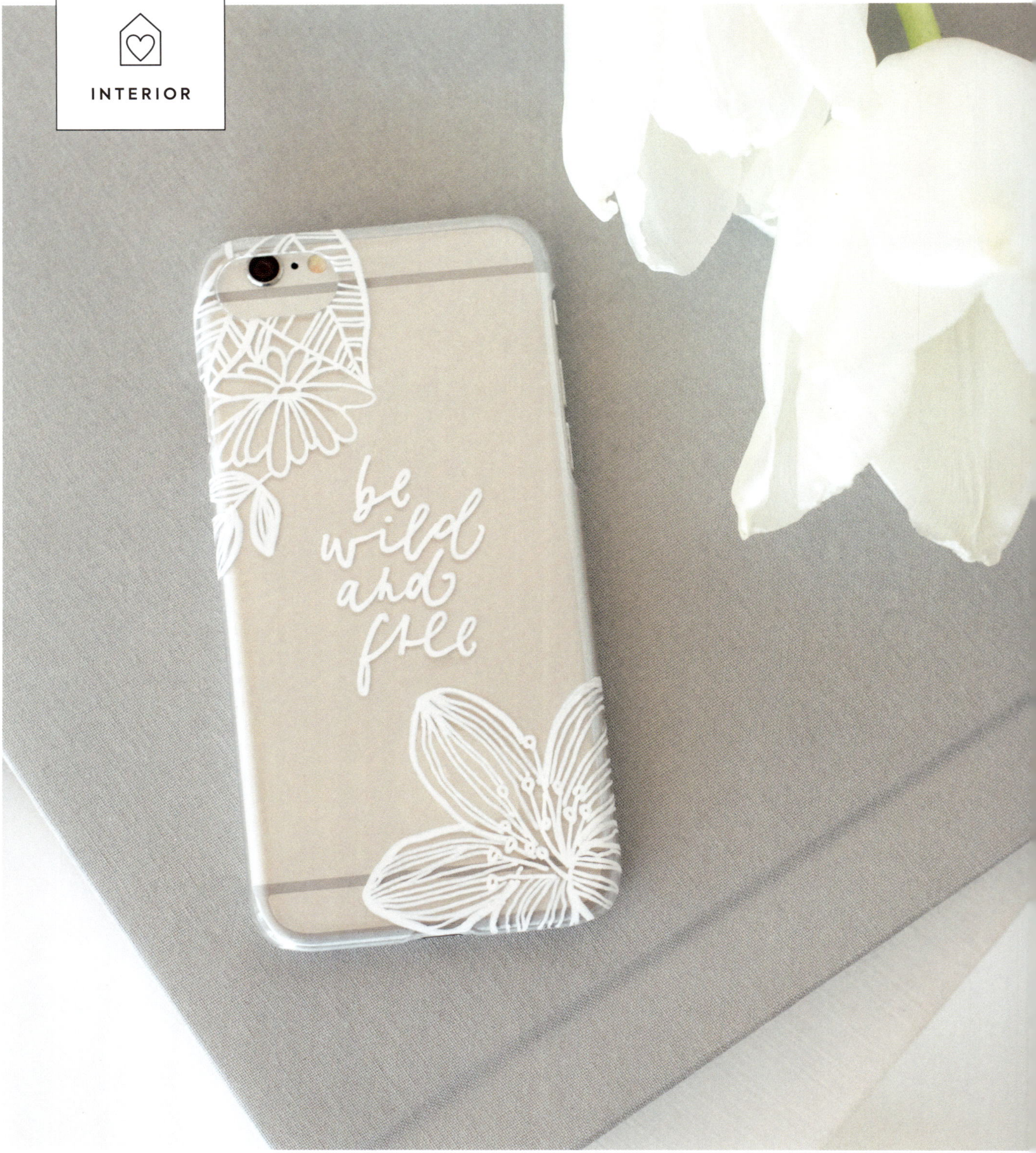
be
wild
and
free

Gut geschützt

Scharfkantige Schlüssel, schmierige Handcremetuben, bodenlose Handtaschen, Regen, Sonne, Wind und Wetter. Wir wissen zwar nicht, welchen (lebens-)gefährlichen Gegenständen oder Widrigkeiten dein Handy täglich ausgesetzt ist, aber seinen treusten Begleiter, sollte man lieber für jede Gelegenheit wappnen. Zum Glück wurden Handyhüllen erfunden, die auch noch gut aussehen. So wie diese.

HOW-TO

1. Zeichne zunächst mit Bleistift entlang der Kanten der Handyhülle bzw. der Rückseite deines Handys eine Vorlage auf ein Blatt Papier.

2. In diese Vorlage letterst du mittig „be wild and free" in moderner Schreibschrift und mit ungleichmäßiger Grundlinie sowie Höhe.

3. Füge links oben und rechts unten florale, botanische Illustrationen hinzu, wobei du nur mit einzelnen Strichen arbeitest (Anregungen findest du z. B. im Buch „200 florale Schmuckelemente"). Die Außenkanten der Motive kannst du gegebenenfalls mit einer zweiten Linie verstärken. Auf diese Weise werden sie optisch hervorgehoben.

4. Die fertige Vorlage fixierst du anschließend mit Tesafilm auf der Innenseite der Handyhülle, sodass du sie von außen sehen kannst.

5. Mit dem vorgepumpten Molotow One4All Acrylic malst du die Vorlage nun auf der Hülle von oben nach unten nach.

6. Lass die Oberfläche nun ausgiebig trocknen.

TIPPS & TRICKS

Für eine bessere Haltbarkeit kannst du das Motiv auch spiegelverkehrt in die Rückseite der Handyhülle malen. Achtung: Auch die Schrift muss folglich spiegelverkehrt geschrieben werden!

MATERIAL

- **transparente Kunststoff-Handyhülle**
- **Molotow One4All Acrylic 127HS-EF, 1 mm (weiß)**

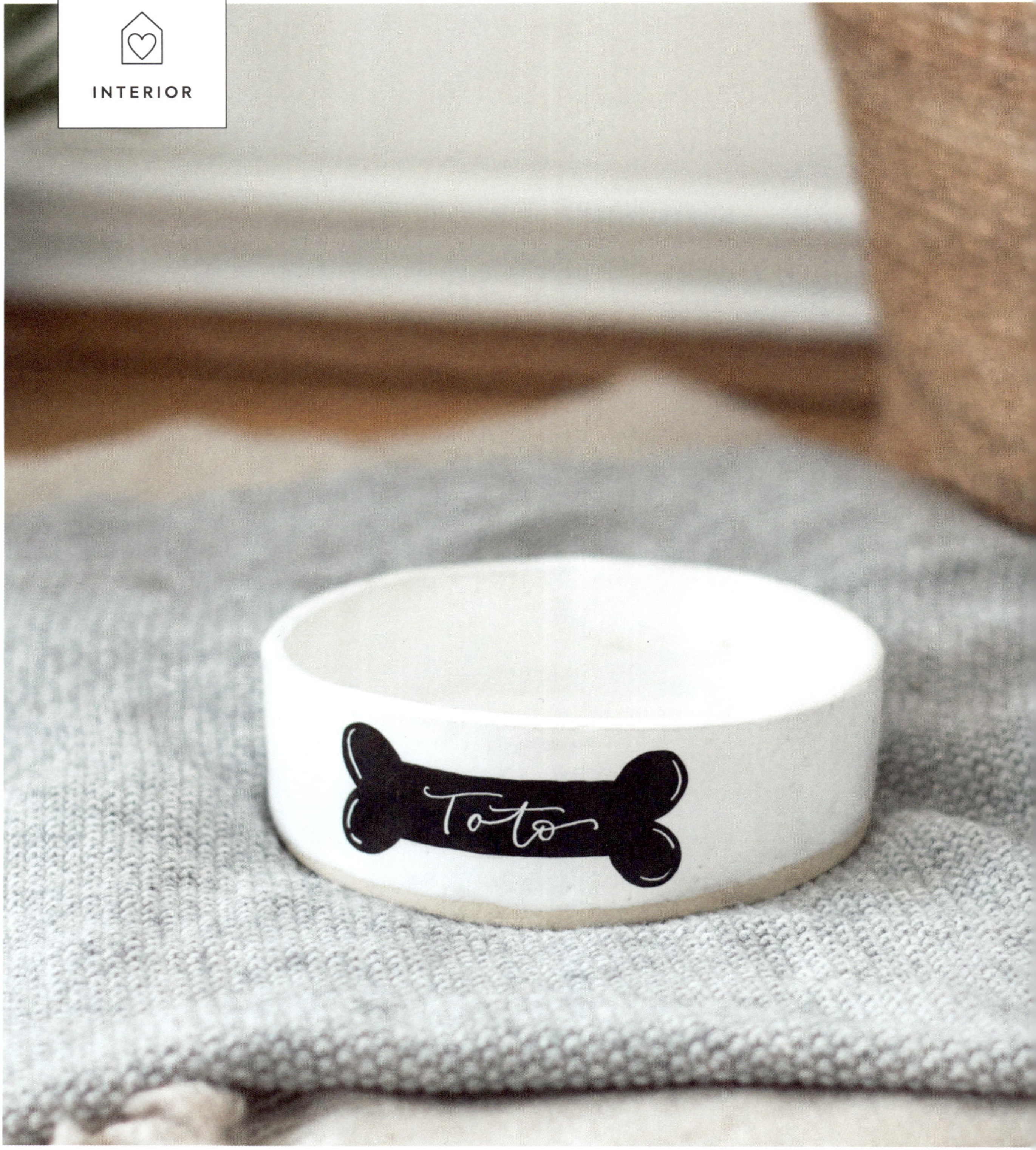
Toto

Pfoten weg, das ist meins!

Hunde sind mehr als Haustiere. Sie sind Begleiter, treue Freunde und unverzichtbare Familienmitglieder. Dementsprechend verwöhnen wir sie gerne mit Leckereien und tierischen Accessoires. Eine Porzellanschale etwa verwandelt sich mithilfe weniger Materialien und Handgriffe schnell zu einem echten Designerfressnapf. So schmeckt's den geliebten Vierbeinern gleich noch viel besser. Pssst ... wenn du den Knochen weglässt, freuen sich auch Katzen und andere tierische Mitbewohner über den personalisierten Napf!

MATERIAL

- **Porzellanfressnapf (z. B. von Nicole Baumberger Keramik)**
- **edding 4200 Porzellan-Pinselstift (schwarz)**
- **Schaschlikspieß**

HOW-TO

1. Zu Beginn solltest du den Porzellanfressnapf gründlich reinigen, abtrocknen und von möglichen Fettflecken befreien.
2. Zeichne die Knochenkontur mit dem edding 4200 Porzellan-Pinselstift auf.
3. Anschließend musst du die Fläche zügig ausfüllen, damit die bereits getrocknete Tinte nicht wieder weggekratzt wird.
4. Den Namen des Hundes ritzt du nun mithilfe eines Schaschlikspießes in dünner, schräg gestellter Schreibschrift vorsichtig ein. Lege dazu deine Hand am besten auf der Oberfläche des Napfes ab und setze die Spießspitze möglichst senkrecht an.
5. Mit derselben Technik kannst du jetzt kleine Highlights an den Knochenrändern hinzufügen.

TIPPS & TRICKS

Natürlich kannst du den Namen auch in Brush Lettering oder einem anderen Schriftstil sowie von Schwarz auf Weiß in die Knochenkontur lettern.

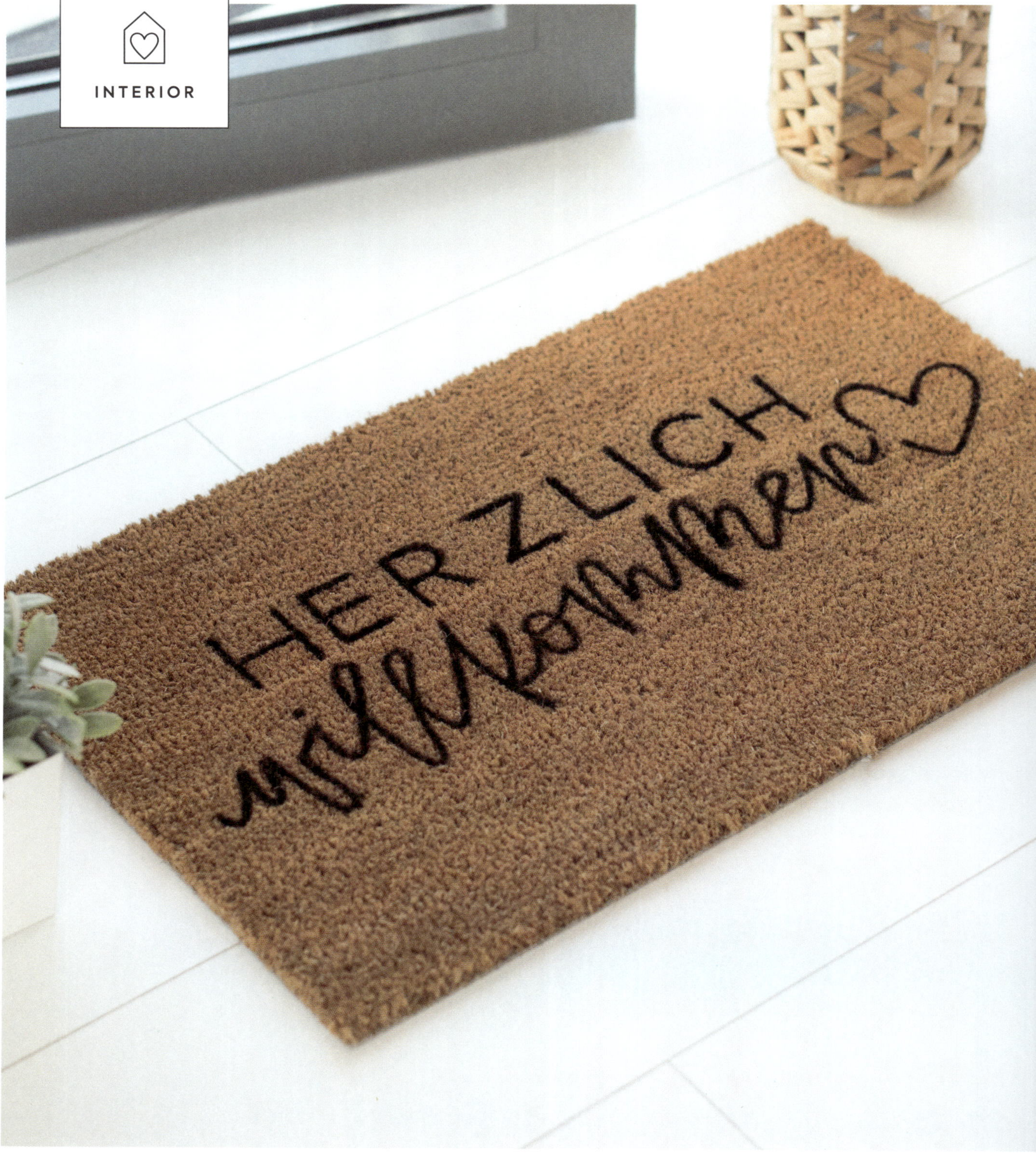
HERZLICH
willkommen

Hereinspaziert

Willkommen, bienvenue, welcome! In jeder Sprache ein anderes Wort, doch der Gedanke bleibt derselbe. Die Fußmatte ist der Klassiker der Gastfreundschaft und macht dank der folgenden Hand-Lettering-Idee den Eintritt über die Türschwelle noch herzlicher. Psst ... und ein kreatives Geschenk zum Einzug ins neue Heim ist es noch dazu!

HOW-TO

1. Schreibe den Schriftzug „Herzlich willkommen" zunächst auf ein DIN-A3-Papier vor. So bekommst du ein Gefühl für die Platzverhältnisse und die unterschiedlichen Schriftarten.

2. Anschließend überträgst du den Entwurf mit dem edding 750 frei Hand auf die Fußmatte. Leider gibt es für borstiges Material wie dieses keine Möglichkeit zum Abpausen.

3. Mit Masking Tape oder einem Lineal legst bzw. klebst du eine Grundlinie auf die Fußmatte. Diese erleichtert es dir, die Buchstaben von „Herzlich" in Sans Serif zu zeichnen. Auch die Oberkante der Buchstaben kannst du so festlegen.

4. Für das Lettering führst du den edding-Marker in kleinen, strichelnden Bewegungen über die Kokos-Oberfläche und färbst dadurch die einzelnen Borsten schwarz. Achtung: Die Farbspritzer der Tinte sind permanent, darum solltest du unbedingt mit Einweghandschuhen und auf einer Kartonunterlage arbeiten.

5. Das Wort „willkommen" kannst du ohne Hilfslinien im Bounce-Script-Stil daruntermalen. Dabei zeichnest du die Buchstabenformen mit dem edding-Marker erst leicht vor und verstärkst sie erneut mit kleinen, strichelnden Bewegungen.

MATERIAL

- **Kokos-Fußmatte (z. B. TRAMPA von IKEA)**
- **DIN-A3-Papier**
- **edding 750 creative Glass/Metal/Plastic 2–4 mm (schwarz)**
- **Einweg-Handschuhe aus Silikon**

TIPPS & TRICKS

Sollte das Ergebnis am Ende doch nicht ganz mittig auf der Matte platziert sein, gibt es ein paar Tricks: Du kannst z. B. illustrative Elemente, wie etwa ein Herz, als optisches Gleichgewicht ergänzen oder die Fußmatte auf einer Seite mit einer scharfen Küchenschere abschneiden.

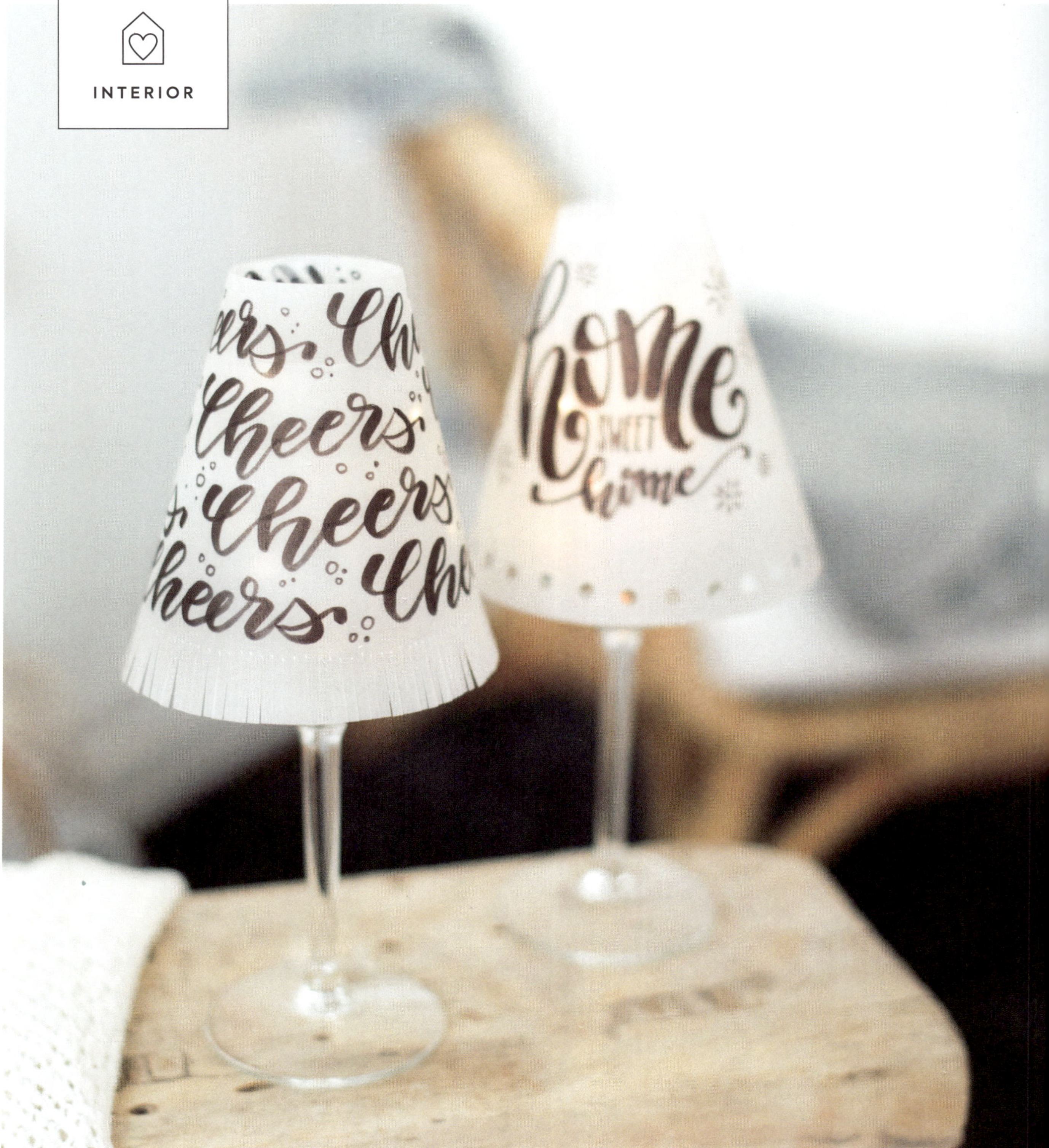
Cheers
Cheers
Cheers
Cheers
home
sweet
home

Mit Schirm, Charme und einem Gläschen Wein

Kein Einrichtungselement wird so unterschätzt wie die Lampe. Und das, obwohl Licht die Macht besitzt, uns Gemütlichkeit, Wärme und Geborgenheit empfinden zu lassen. Die Relevanz von Lampen im Wohnraum können wir also gar nicht genug betonen. Grund genug, mal wieder mit erhellenden Ideen mehr Licht in unser Zuhause zu holen.

HOW-TO

1. Lege die Vorlage unter hochtransparentes Papier und zeichne darauf mit einem Bleistift den Umriss des Lampenschirms.

2. Mit dem schwarzen Stift erstellst du anschließend das Lettering darauf (Brush Lettering und Sans Serif). Die Farbe muss mindestens 30 Minuten lang ruhen, da diese auf dem hochtransparenten Papier nur äußerst langsam trocknet.

3. Nachdem die Farbe getrocknet ist, schneidest du den Lampenschirm aus und radierst die Bleistiftlinien an der Schnittkante aus.

4. Mit einem Locher kannst du nun am unteren Rand des Lampenschirms Löcher stanzen. Für einen schicken Fransenrand schneidest du mit einer Schere den unteren Rand rundherum bis maximal 1,5 cm ein.

5. Führe als Nächstes die beiden kurzen Enden des Lampenschirms zusammen und verbinde sie mit Klebestreifen.

6. Sobald du die Lichterkette eingeschaltet und ins Weinglas gelegt hast, kannst du den Lampenschirm darauf setzen.

MATERIAL

- **Canson Hochtransparentes Zeichenpapier, 80–85 g/m^2**
- **Bleistift (2B)**
- **Radiergummi**
- **Schere**
- **STABILO Pen 68 Nr. 46 (schwarz)**
- **Tesafilm (matt-unsichtbar)**
- **Weinglas**
- **1 batteriebetriebene LED-Lichterkette**

TIPPS & TRICKS

Natürlich kannst du das Papier auch noch bunter gestalten oder etwa farbiges Transparentpapier verwenden.

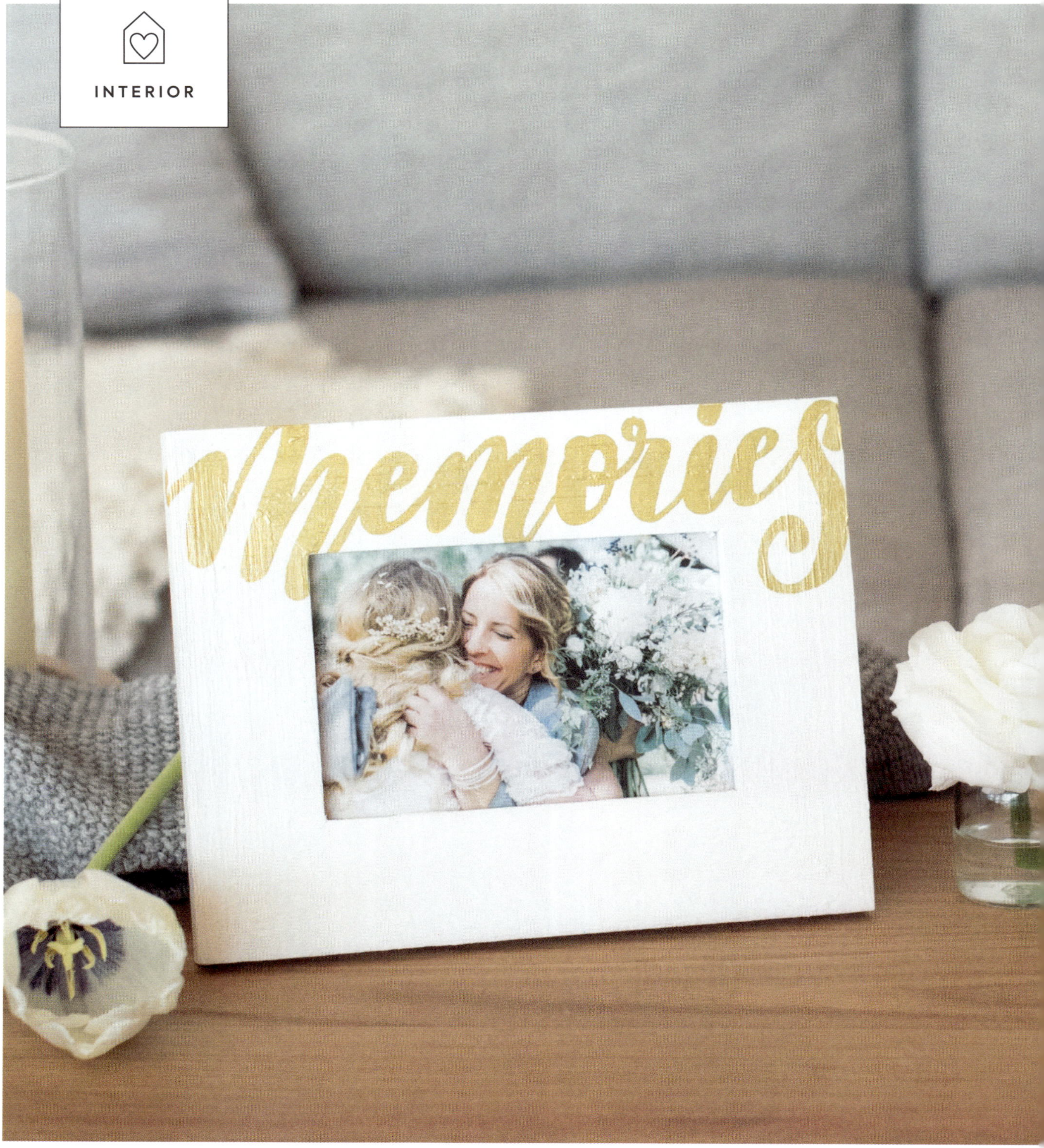
Memories

Die gute alte Zeit

Selbst gestaltete Bilderrahmen sind meist schon kleine Kunstwerke für sich. Richtig so! Schließlich hüten sie in der Regel unsere wertvollsten Erinnerungen an vergangene Zeiten, zu denen wir uns zurücksehnen oder die uns bei ihrem Anblick ein Lächeln auf die Lippen zaubern. Was für ein Glück, dass für die Verzierung von Rahmen gar nicht viel nötig ist.

MATERIAL

- **Bilderrahmen**
- **Molotow-ONE4ALL-Acryl-Pumpmarker, 2 mm (metallic gold)**
- **Bleistift (2B)**
- **Radiergummi**
- **Klarlack matt (optional)**

HOW-TO

1. Zeichne das Wort „Memories“ mit Bleistift im Brush-Lettering-Stil auf den Bilderrahmen vor. Drücke den Stift dabei nur leicht auf.
2. Die Linien kannst du nun mit einem Radiergummi soweit entfernen, dass das Wort nur noch leicht zu erkennen ist und die Vorzeichnung später nicht durchscheint.
3. Mit dem Acrylmarker zeichnest du jetzt die äußeren Umrisse des Worts vor und füllst anschließend die Buchstaben aus.
4. Das Ergebnis solltest du nun eine Weile trocknen lassen, bevor du es nach Wunsch mit Klarlack zur besseren Haltbarkeit fixierst.

TIPPS & TRICKS

Für den Fall, dass du mit dem Stift auf dem Rahmen keinen Halt findest, kannst du diesen leicht anschleifen bevor du mit der Beschriftung beginnst. So erhält der Rahmen auch gleich einen tollen Vintage-Effekt.

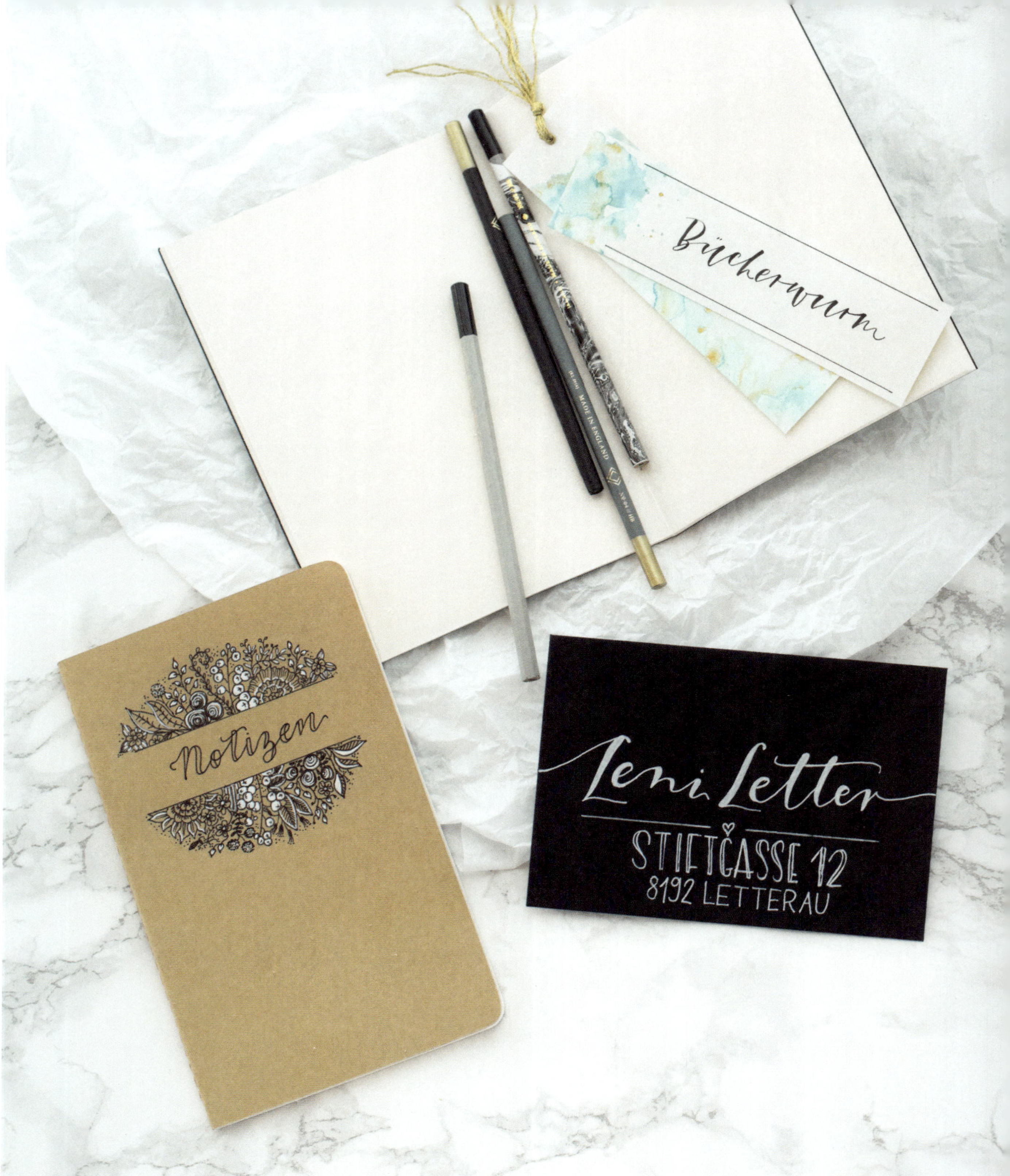
Bücherwurm
Notizen
Leni Letter
STIFTGASSE 12
8192 LETTERAU

PAPETERIE

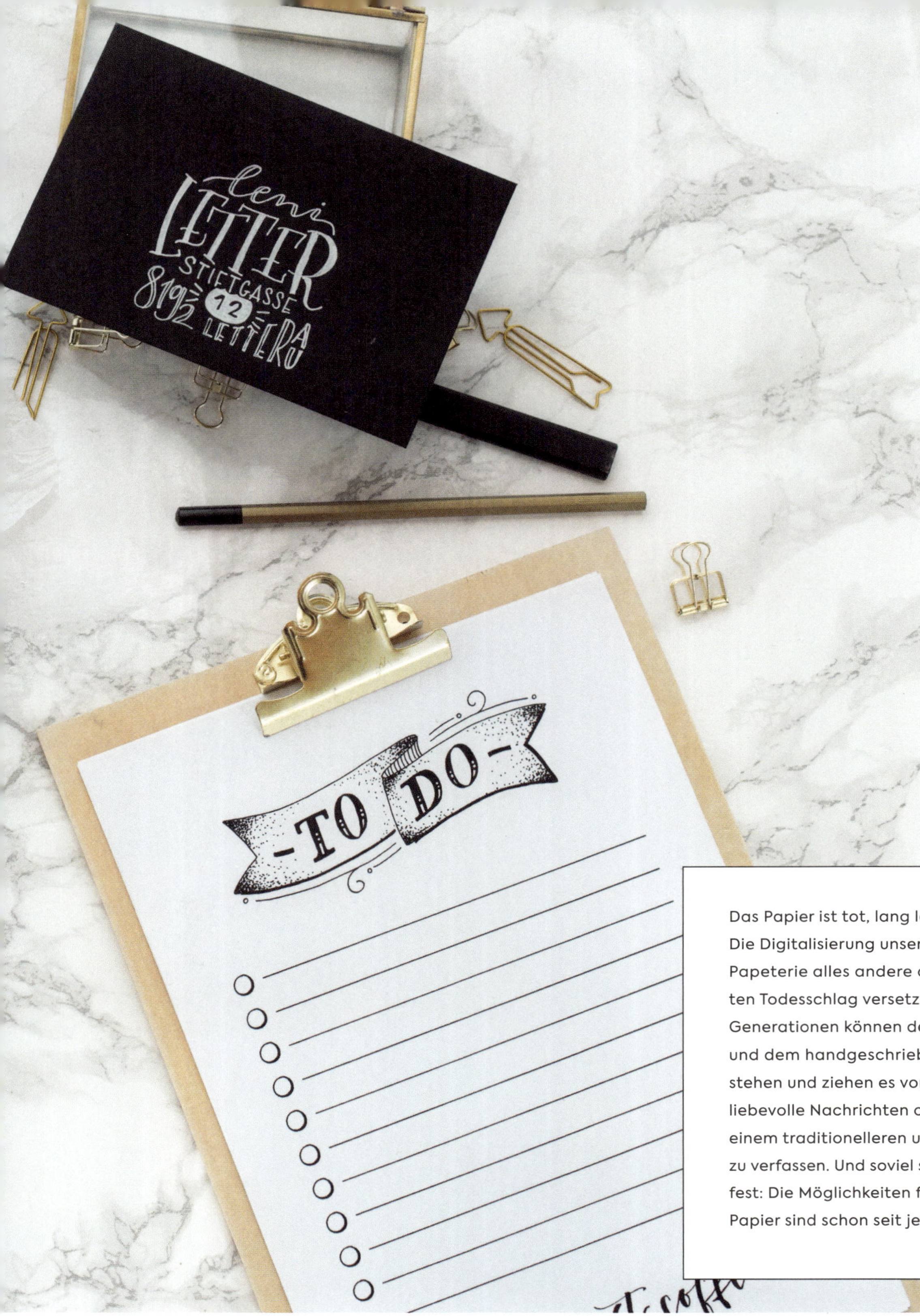

Das Papier ist tot, lang lebe das Papier! Die Digitalisierung unseres Lebens hat der Papeterie alles andere als den oft angekündigten Todesschlag versetzt. Junge wie ältere Generationen können dem Charme von Papier und dem handgeschriebenen Wort nicht widerstehen und ziehen es vor, wichtige Notizen, liebevolle Nachrichten oder Grußkarten auf einem traditionelleren und persönlicheren Weg zu verfassen. Und soviel steht auf jeden Fall fest: Die Möglichkeiten für die Verwendung von Papier sind schon seit jeher unendlich.

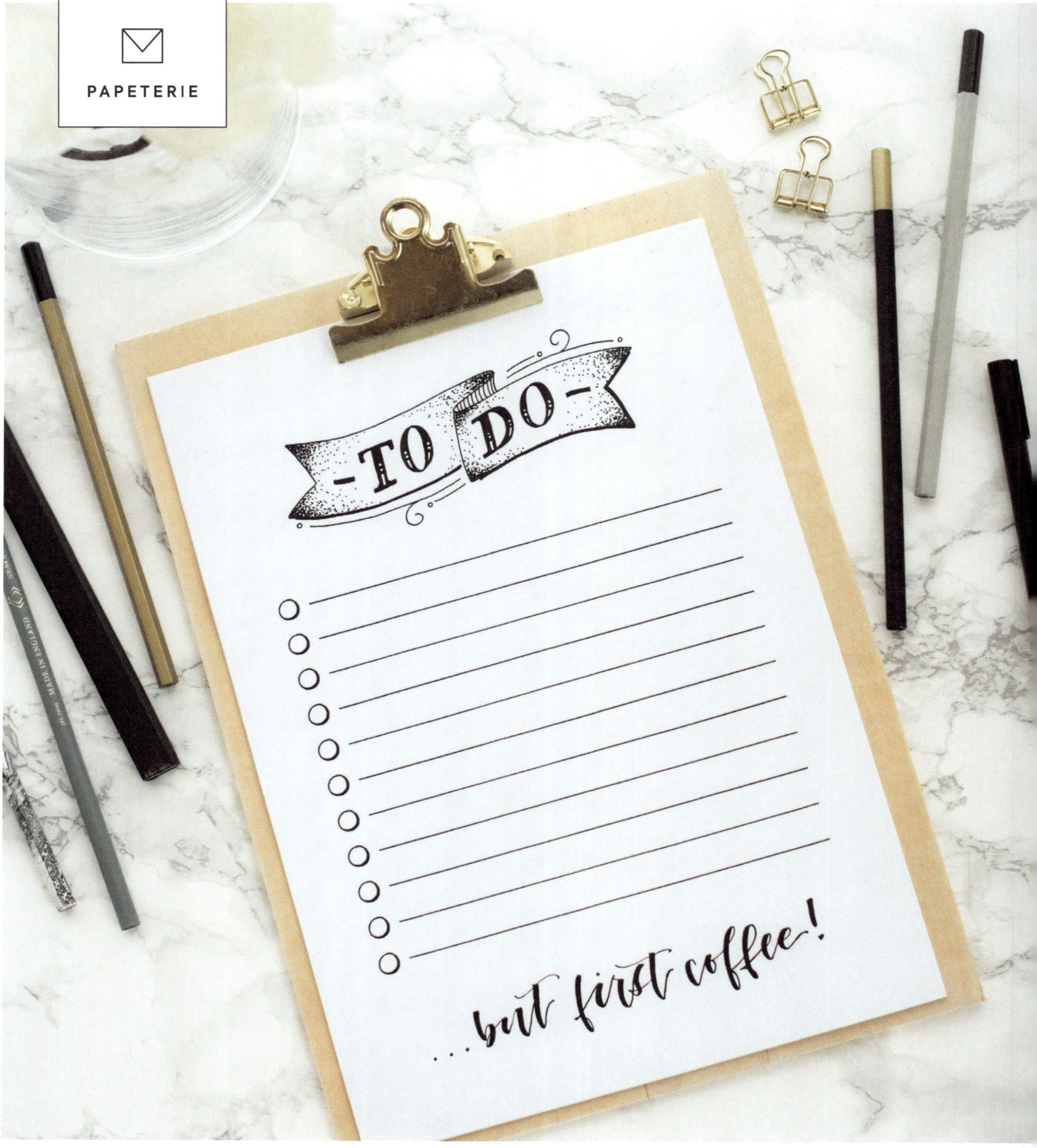
-TO DO-
...but first coffee!
MADE IN ENGLAND

Nicht vergessen!

Einkaufen, aufräumen, Fenster mal wieder putzen, ach, und das Paket an die allerliebste Omi muss ja auch noch verschickt werden... Ob wir wollen oder nicht, unser Alltag besteht zu einem Großteil aus einer endlosen Kette von Aufgaben. Drücken können wir uns um diese (teilweise lästigen) To-dos eher selten, doch es gibt kaum ein besseres Gefühl, als das Erledigte – Check! – zufrieden abzuhaken.

HOW-TO

1. Für die To-do-Liste teilst du zuerst das DIN-A4-Blatt mit Lineal und Bleistift in drei Bereiche auf: den „Header" („TO DO"), den „Body" mit den Checkboxen sowie den „Footer", in den du einen Motivationsspruch lettern kannst.

2. Mit dem Bleistift zeichnest du anschließend den Header vor. Beginne mit dem geschwungenen Banner und zeichne die Buchstaben „TO DO" in großen Serifen in die beiden Schleifenbänder. Als Hilfe kannst du dir eine Linie für die Ober- und Unterkante der Buchstaben einzeichnen, die parallel zur Kante des Bandes verläuft.

3. Diese Vorzeichnungen fährst du nun mit dem Sakura-Pigma-Micron-Liner nach. Beim Ausfüllen der Buchstaben sparst du einzelne Bereiche aus. Setze Punkte als Schatten in die Ecken des Banners und ergänze nach Wunsch oben und unten Deko-Elemente wie Schnörkel. Bitte gut trocknen lassen, bevor du die Bleistiftlinien wieder wegradierst!

4. Unter den Header kannst du nun beliebig viele runde Checkboxen und Linien für deine Aufgabenübersicht setzen. Verwende dafür ebenfalls den Sakura-Pigma-Micron-Liner.

5. Im unteren Fünftel des Blattes letterst du zuletzt mit dem Tombow Fudenosuke einen Motivationsspruch deiner Wahl im Bouce-Brush-Calligraphy-Stil.

6. Das fertige Blatt scannst du in Graustufen/Schwarz-Weiß ein. Mithilfe eines Grafikbearbeitungsprogramms (z. B. Adobe Photoshop) kannst du die Tonwerte so korrigieren, dass der Text Schwarz auf Weiß steht und übrige Bleistiftlinien oder Patzer nicht mehr zu sehen sind.

7. Drucke das Design beliebig oft aus und fixiere alles auf ein Klemmbrett.

MATERIAL

- **DIN-A4-Papier**
- **Lineal**
- **Bleistift (HB)**
- **Sakura Pigma Micron 04, 0,4 mm (schwarz)**
- **Tombow Fudenosuke Brush Pen (hart)**
- **Scanner**
- **Drucker**

TIPPS & TRICKS

So eine schicke, selbst gestaltete To-do-Liste macht sich prima am Kühlschrank. Befestige sie dort einfach mit Magneten, dann kann die ganze Familie ihre Aufgaben darauf eintragen – und natürlich auch abhaken.

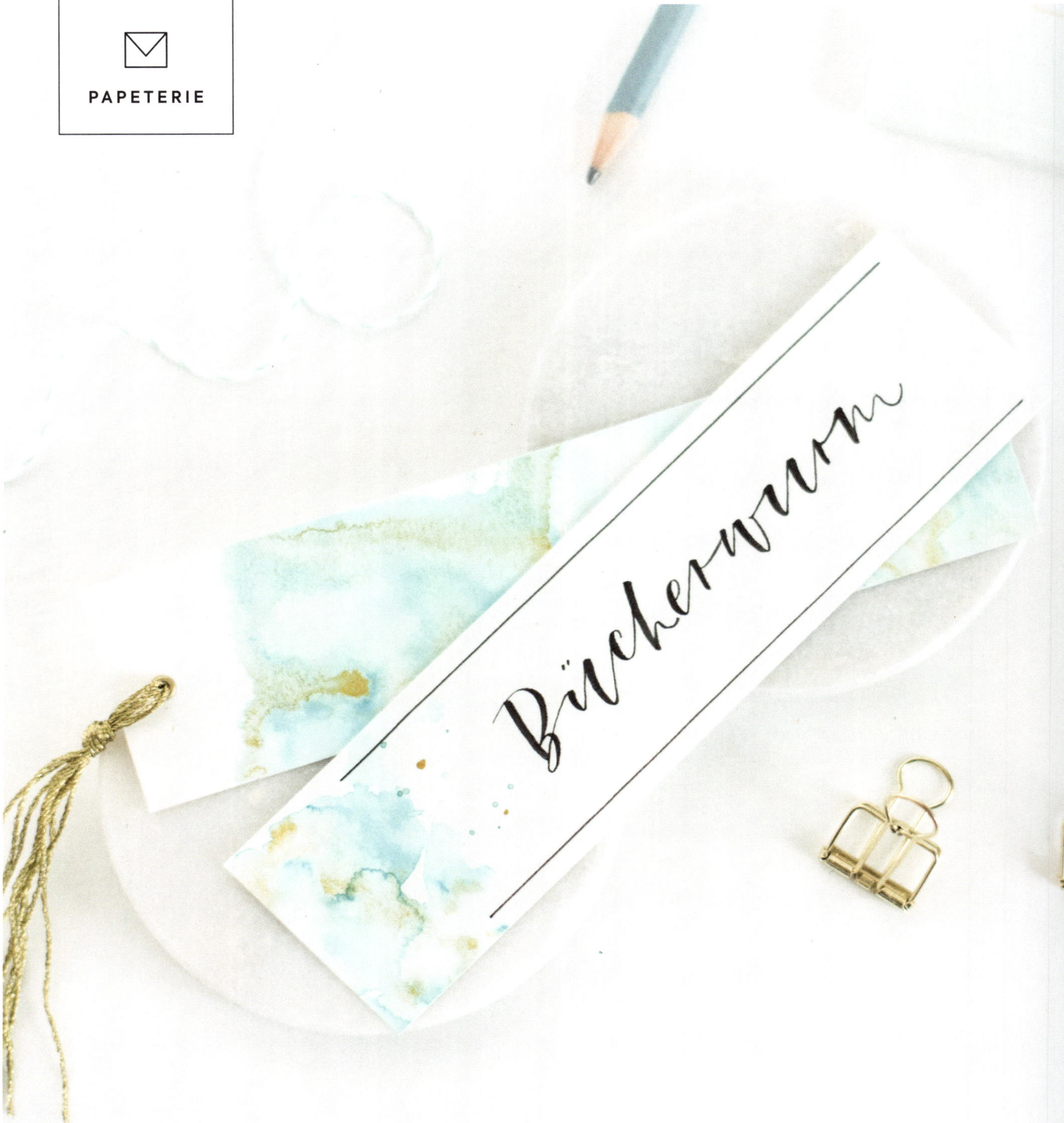
Bücherwurm

Für echte Leseratten

Leseratten graut es vor ihnen – den Eselsohren, die geradezu barbarisch Buchseiten markieren. Für echte Bücherwürmer ist ein Lesezeichen daher wie ein treuer Begleiter aus Papier, der sorgfältig Acht gibt. Worauf? Dass man sich ratzfatz vom Alltag zurück in seine Lieblingslektüre stürzen kann. Und ein schönes Accessoire ist so ein selbst gestaltetes Lesezeichen obendrein.

HOW-TO

1. Male mit den wasserbasierten Stiften große Flecken auf die Aktenhülle.
2. Diese sprühst du danach mit Wasser aus dem Tombow Spray Mister oder einem anderen Zerstäuber ein. Achtung: Mach die Hülle nicht zu nass, damit keine Wasserlachen entstehen!
3. Mit Pinsel und Wasser löst du die Finetec-Gold-Arabic-Farbe vorsichtig an, wofür du das Wasser kurz auf dem Näpfchen einwirken lassen musst. Anschließend setzt du damit ein paar Pinseltupfer in die Farbflecken.
4. Das Tombow-Aquarellpapier drückst du nun auf die vorbereitete Aktenhülle und hebst es senkrecht wieder nach oben ab.
5. Lass die entstandenen Aquarellflecken gut trocknen. Eventuell musst du das Papier nachträglich noch glätten.
6. Schneide die Streifen in der gewünschten Lesezeichengröße aus.
7. Danach ziehst du mit dem Sakura Pigma Micron Fineliner und einem Lineal oben und unten einen Strich.
8. Zwischen den beiden Strichen schreibst du mit dem Tombow Fudenosuke im Modern Brush Calligraphy Stil das Wort „Bücherwurm".
9. Je nach Belieben kannst du noch eine kleine goldene Öse mit dem Ösenstanzer hinzufügen.
10. Durch die Öse ziehst du 4–6 Fäden vom goldenen Bäckergarn, verknotest diese und schneidest sie bei der gewünschten Länge ab.

TIPPS & TRICKS

Die Aquarellflecken kannst du auf dem Papier noch nachträglich verändern oder z. B. mit farbigen Sprenkeln versetzen, solange sie nass sind. Überschüssiges Wasser tupfst du einfach mit etwas Küchenpapier vorsichtig ab.

MATERIAL

- Tombow Aquarellblock satiniert 300 g/m²
- Stifte mit wasserbasierter Tinte (z. B. Tombow)
- glatte, transparente Aktenhülle
- Zerstäuber (z. B. Tombow Spray Mister)
- Finetec Gold Arabic Perlglanzfarbe
- Pinsel
- Lineal
- Schere
- Tombow Fudenosuke Brush Pen (hart)
- Sakura Pigma Micron 03 0,3 mm (schwarz)
- Ösenstanzer 3,2 mm (z. B. von Fiskars)
- goldene Öse
- goldenes Bäckergarn (z. B. von garn&mehr)

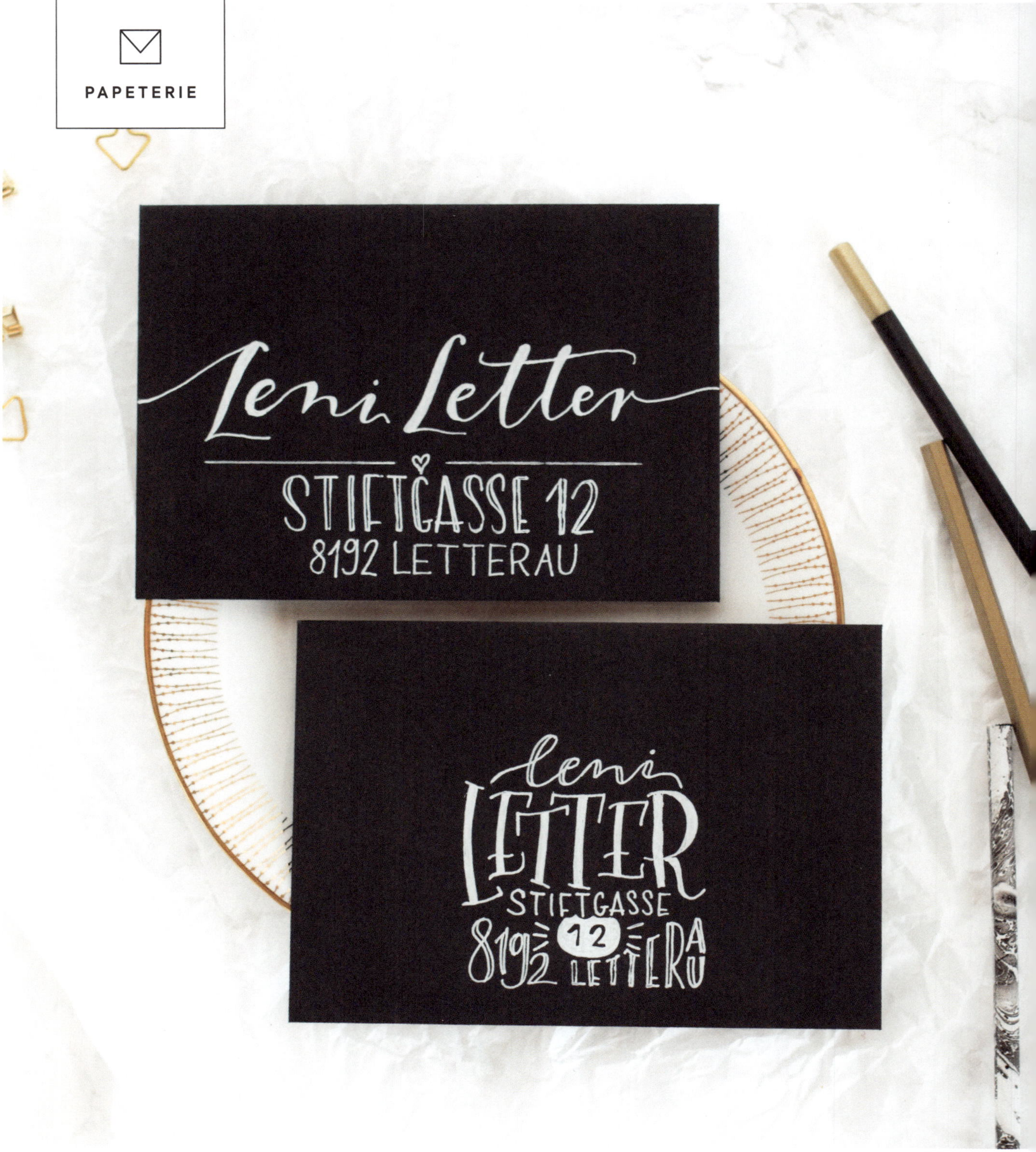
Leni Letter
STIFTGASSE 12
8192 LETTERAU
Leni
LETTER
STIFTGASSE
12
8192
LETTERAU

Post für dich

Klar, eine E-Mail ist fix getippt, der Griff zum Telefonhörer im Nu getan. Doch die Wirkung eines Briefes sollte nie unterschätzt werden: Die Haptik der sorgfältig bedachten Papierauswahl sowie die Liebe und Zeit, die der Adressat bei Briefzustellung förmlich in den Händen hält. Nichts sagt besser „Ich denk an dich“ als das handgeschriebene Wort.

MATERIAL

- **schwarzer Briefumschlag**
- **uni-ball Signo Gel-Liner (weiß)**
- **Bleistift (2B)**

HOW-TO

1. Zeichne den Namen und die Adresse mit Bleistift auf dem Umschlag vor.

Variante 1

Kombiniere Faux-Calligraphy und Sans-Serif.

Variante 2

Verwende Brush Lettering, Serif und Blockschrift.

2. Erst danach fährst du deinen Entwurf mit dem weißen uni-ball Signo Gel-Liner nach.

3. Jetzt musst du dein Briefkuvert nur noch in Ruhe trocknen lassen und dann ab damit zur Post!

TIPPS & TRICKS

Für deine Weihnachtspost kannst du die Adressen auch mit einem Gold- oder Silberstift schreiben. Achtung: Farbige Briefumschläge kosten beim Versand oft mehr als normale Umschläge. Vor dem Gang zum Briefkasten also unbedingt noch einmal informieren.

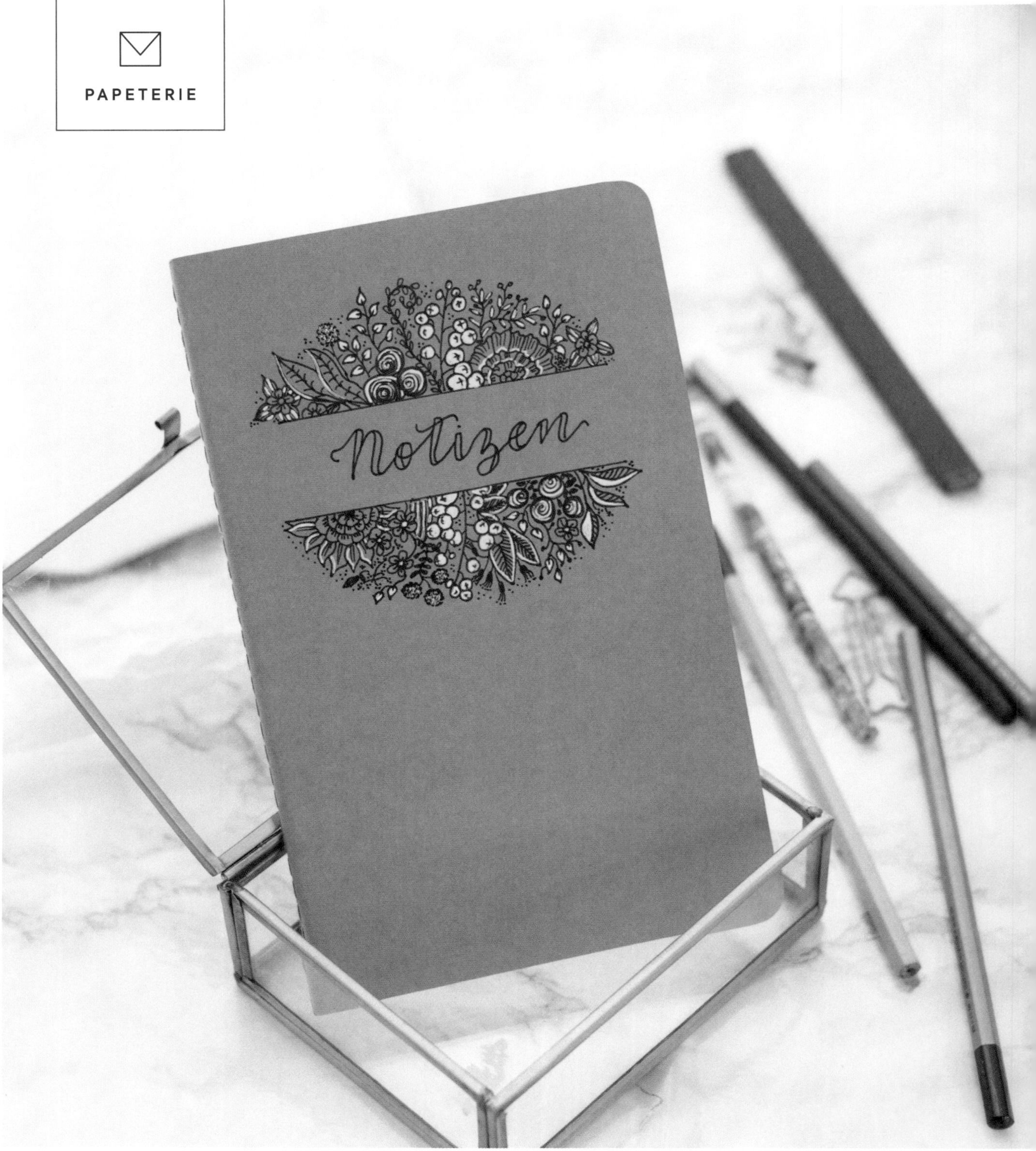
Notizen

Schöner merken

Florale Motive wirken dank ihrer schnörkelartigen Struktur geradezu wild und hypnotisierend. Beinahe so, als wären sie in Bewegung. Auf dem Deckblatt eines Notizbuches kommen sie daher besonders passend zur Geltung! Inspirierende Ideen schwirren überall um uns herum – nur selten weiß man, wann sie einen übermannen und man sie notieren sollte.

MATERIAL

- Kraftpapier-Notizbuch A5 (z. B. von Moleskine)
- uni-ball Signo Gel-Liner (weiß)
- STABILO Sensor 0,3 (schwarz)
- Lineal
- Bleistift (2B)
- Radiergummi

HOW-TO

1. Ziehe mit Bleistift und Lineal im oberen Drittel des Notizbuches zwei Linien mit einem Abstand von 3 cm.
2. Die Striche solltest du mit dem Radierer so weit entfernen, dass diese noch leicht zu erkennen sind.
3. Fahre die Linien anschließend mit dem STABILO-Sensor-Fineliner und einem Lineal auf die gewünschte Länge nach.
4. Jetzt schreibst du mit demselben Fineliner das Wort „Notizen" im Faux-Calligraphy-Stil.
5. Über der oberen und unter der unteren Linie zeichnest du ebenfalls mit dem Fineliner florale Muster.
6. Einige Stellen des Musters kannst du nach Lust und Laune mit dem uni-ball Signo Gel-Liner weiß hervorheben.

TIPPS & TRICKS

Anstelle der floralen Muster kannst du natürlich auch die Zwischenräume der Abwärtsstriche des Wortes „Notizen" weiß hervorheben.

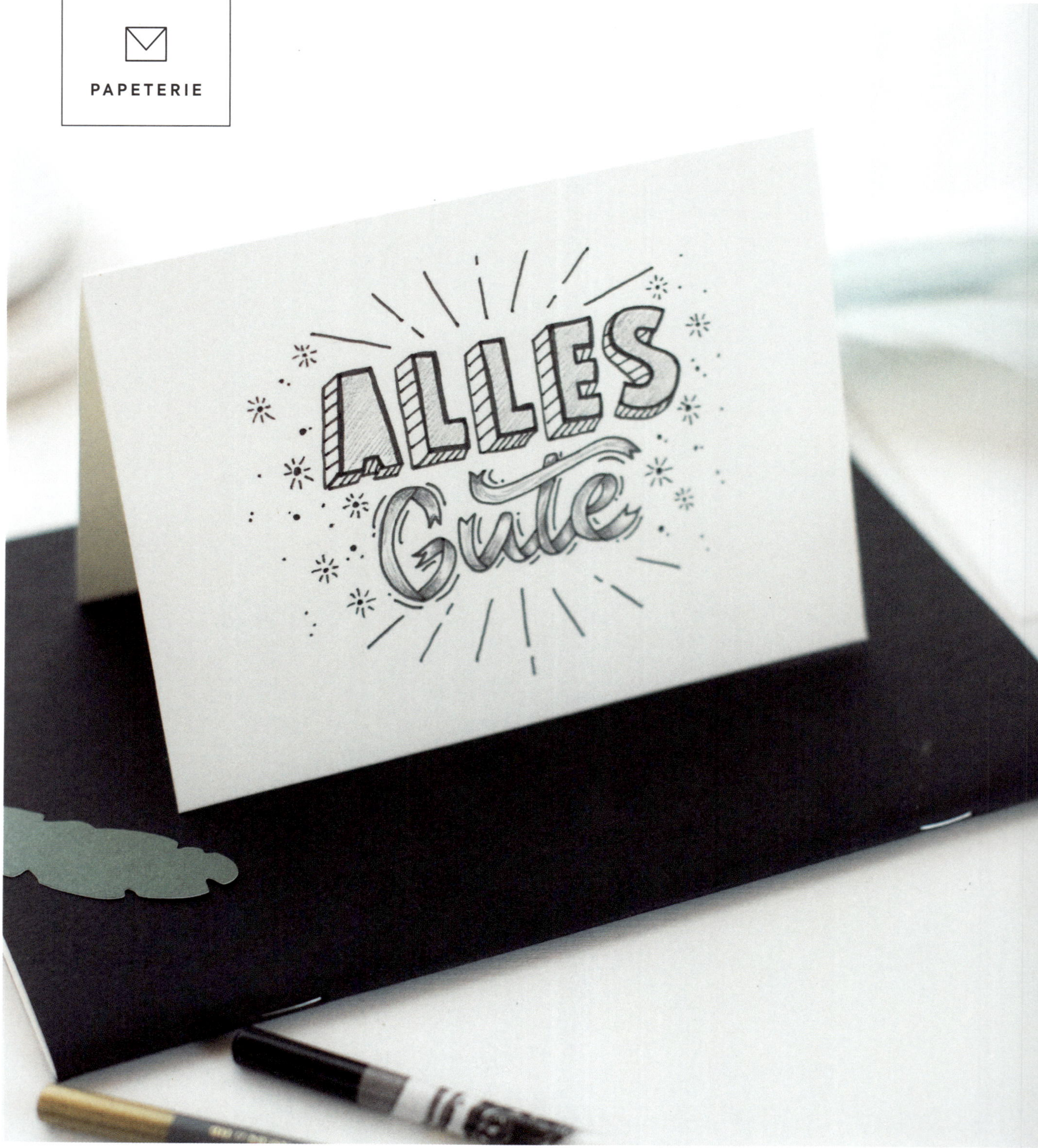
ALLES
Gute

Glückwunschkarte 2.0

Punkt, Punkt, Komma, Strich, fertig ist ... die Grußkarte mit Originalitätswert. Wenige Linien verwandeln jede kleine Nachricht in ein wundervolles Unikat. So ist die nächste Karte zu Geburtstag, Hochzeit und Co. schnell selbst gestaltet statt gekauft. Und man kann sie genau nach den eigenen Vorstellungen entwerfen.

MATERIAL

- Cremefarbene Klappkarte DIN A6
- Bleistift (2B)
- edding 1800 profipen, 0,5 mm (schwarz)
- Radiergummi

HOW-TO

1. Zeichne mit dem Bleistift die Worte „Alles Gute" in Blockschrift und Ribbon Lettering (Schleifenoptik) vor.

2. Mit dem Radiergummi radierst du anschließend die Linien fast vollständig weg. Sie sollten gerade noch erkennbar sein.

3. Mit dem edding 1800 profipen zeichnest du diese Linien nun behutsam nach.

4. Füge nun noch die Schmuckelemente mit demselben Stift hinzu.

5. Jetzt kannst du die Blockbuchstaben von „Alles" mit dem Bleistift (2B) schraffieren.

6. Das Wort „Gute", das du in Schleifenoptik gelettert hast, schraffierst du ebenfalls überall. Dort, wo sich die Schleife kreuzt oder abknickt, musst du etwas dunkler schraffieren.

TIPPS & TRICKS

Mit ein paar Buntstiften lässt sich die Karte auch ganz einfach farbig gestalten.
So kannst du sie farblich passend zu jedem Anlass aufbereiten.

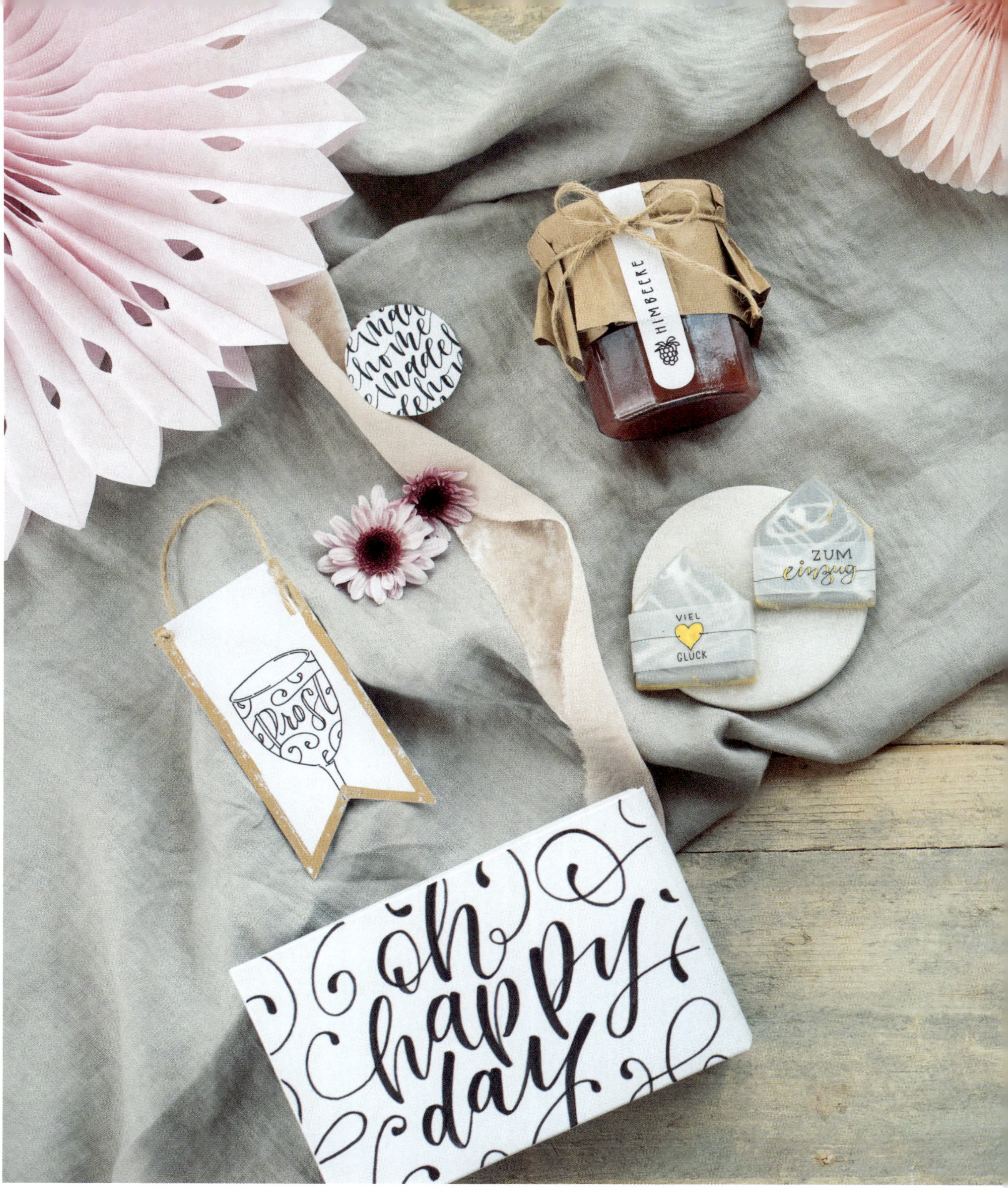
HIMBEERE
ZUM einzug
VIEL GLÜCK
Prost
oh happy day

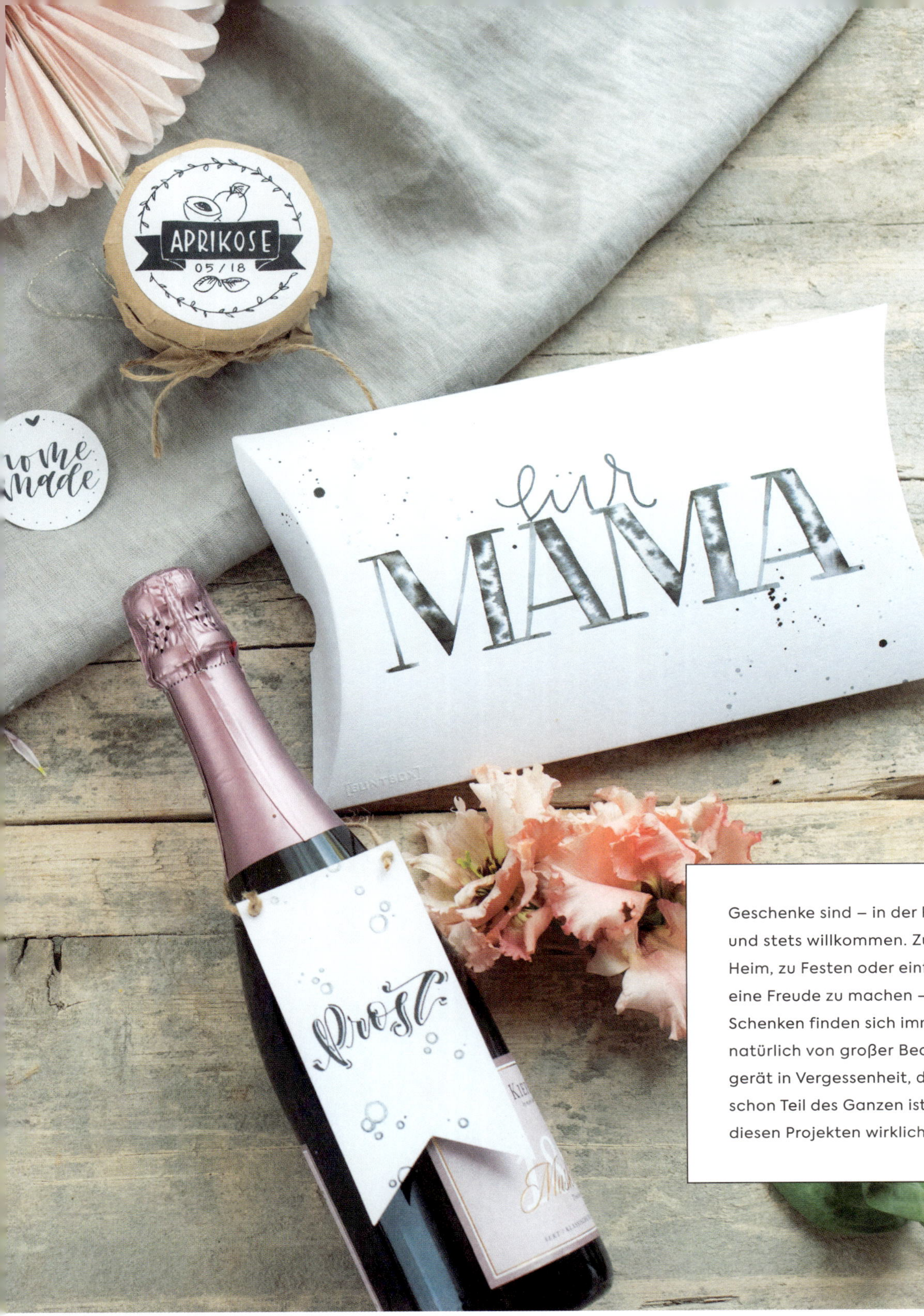

GESCHENKE

Geschenke sind – in der Regel – gern gesehen und stets willkommen. Zum Einzug ins neue Heim, zu Festen oder einfach nur, um jemandem eine Freude zu machen – Gelegenheiten zum Schenken finden sich immer. Das Geschenkte ist natürlich von großer Bedeutung, aber schnell gerät in Vergessenheit, dass auch die Verpackung schon Teil des Ganzen ist. Und die kann sich bei diesen Projekten wirklich sehen lassen!

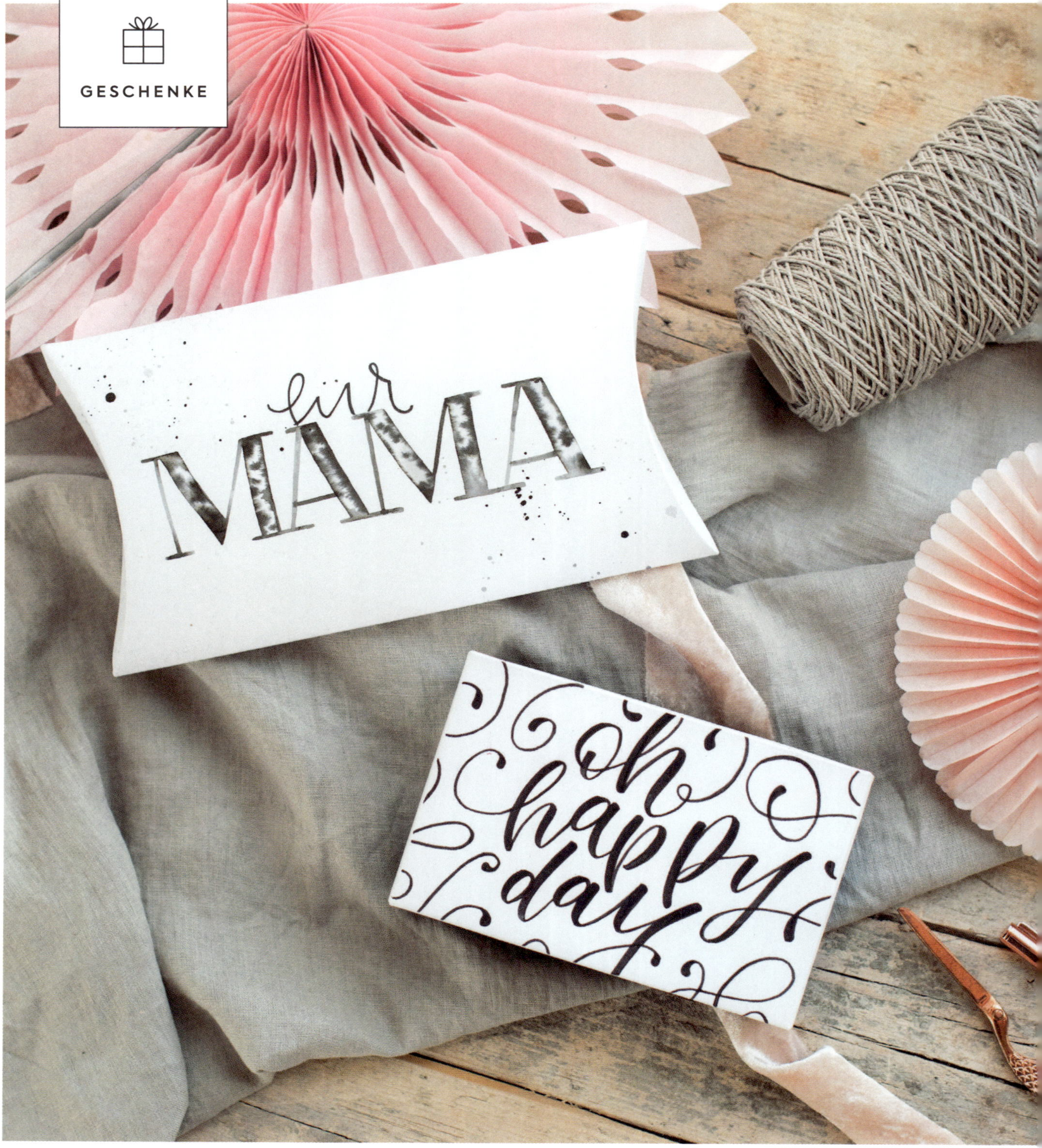
für
MAMA
oh happy day

Hübsch verpackt

Eine liebevolle Verpackung kann beeindrucken. Egal, ob zum Muttertag oder zu anderen Feierlichkeiten. Wer mit Liebe verpackt, erntet bereits bei der Überreichung des Geschenks oft begeisterte Ohs und Ahs. Die einzige Gefahr dabei: Die Verpackung könnte so gut aussehen, dass man glatt vergisst auszupacken.

HOW-TO

Variante 1 „Oh happy day"

1. Lege den Deckel der Box flach auf den Tisch.

2. Klebe die vier Kanten mit Masking Tape ab.

3. Mit dem edding 1340 brushpen schreibst du das Lettering „oh happy day" im Brush-Lettering-Stil mittig auf den Deckel. Arbeite dabei mit Schnörkeln und Tropfenabschlüssen.

4. Danach füllst du den freien Platz mit weiteren Schnörkeln in verschiedenen Formen (Breze, S, Raute ...), sodass ein optisches Gleichgewicht entsteht. Wichtig: Bei Schnörkeln solltest du immer ohne Druck auf den Brush Pen arbeiten!

5. Das Lettering und die Schnörkel werden randabfallend, indem du die Striche über das Masking Tape am Rand hinaus ziehst..

6. Die Konturen kannst du nun ggf. noch mit einem schwarzen Fineliner nachziehen und schärfen.

7. Löse das Masking Tape langsam ab. Zuletzt faltest du den Deckel und die Box zusammen.

Variante 2 „Für Mama"

1. Zeichne mit Bleistift und Lineal die Ober- und Unterkante der Serifen-Versalien für „MAMA" auf die flache Kissenschachtel auf.

2. Zeichne nun die einzelnen Buchstaben mit Bleistift in Serifen-Schrift vor.

3. Alle Hilfslinien kannst du jetzt mit dem Radiergummi wieder leicht wegradieren.

4. Fülle die vorgezeichnete Buchstabenform immer zuerst mit Pinsel und Wasser aus und tupfe anschließend flüssige, schwarze Ecoline-Wasserfarbe an einigen Stellen ein. Falls sich die Farbe nicht selbstständig weit genug ausbreitet, hilfst du mit dem Pinsel nach, sodass die Konturen auf jeden Fall sichtbar werden. Dafür fährst du vorsichtig mit dem Pinsel in senkrechter Haltung direkt am Rand der Form entlang.

5. Füge einige Farbspritzer hinzu, indem du den mit der Farbe gefüllten Pinsel auf einen Finger klopfst.

6. Nach dem Trocknen kannst du die Hilfslinien vollständig wegradieren.

7. Das Wort „für" setzt du in Schreibschrift und mit einem Fineliner in 0,5 mm im Anschnitt zentriert darüber. Dabei sparst du die Überlappungen mit dem Aquarell-Schriftzug aus. Dies wirkt optisch so, als wäre es dahinter platziert.

TIPPS & TRICKS

Die Designs bzw. Kompositionen für die Geschenkboxen kannst du im Vorfeld selbstverständlich auf einem Papier derselben Größe ausprobieren und sogar auf die Boxen übertragen.

MATERIAL

Variante 1 „Oh happy day"

- **Papierschachtel mit weißem Deckel (z.B. Buntbox M)**
- **edding 1340 brushpen (schwarz)**
- **pigmentechter Fineliner (z.B. Tombow MONO Drawing Pen, 0,5 mm)**
- **Masking Tape zum Abkleben der Kanten**

Variante 2 „Für Mama"

- **weiße Kissenschachtel (z.B. Buntbox M)**
- **Bleistift (HB)**
- **Radiergummi**
- **Lineal**
- **daVinci Nova Synthetics Rundpinsel Größe 2**
- **Ecoline flüssige Wasserfarbe 700 (schwarz)**
- **Wasser**
- **Fineliner (z.B. Tombow MONO Drawing Pen, 0,5 mm)**

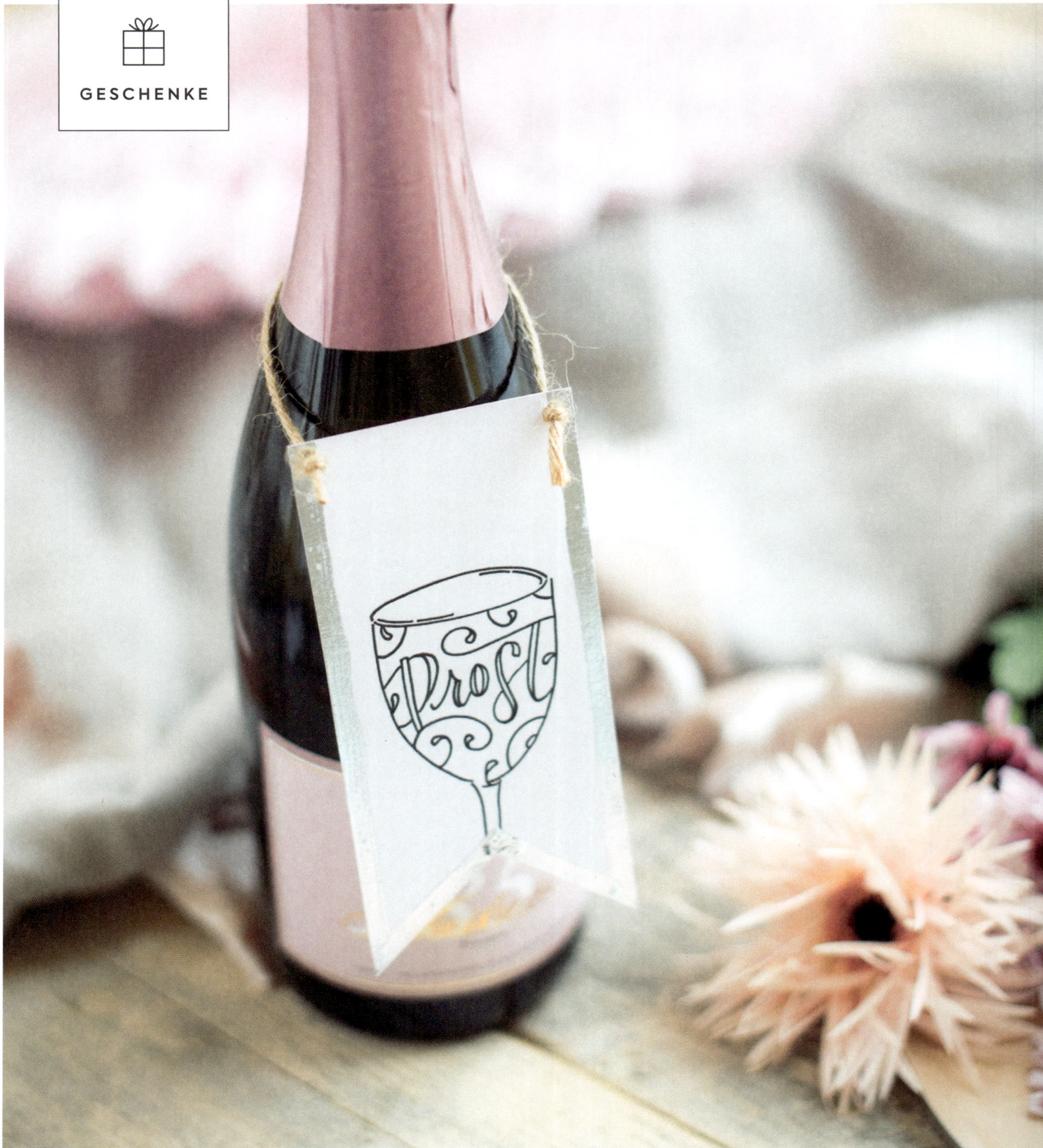
Prost

Prost auf den Gastgeber!

Wein- oder Sektflaschen sind äußerst gern gesehene Mitbringsel bei Hauseinweihungen oder zu anderen Ereignissen, die kräftig gefeiert und begossen werden wollen. Mit einer schmückenden Karte um den Flaschenhals, verleiht man seinem Geschenk noch eine ganz individuelle Note. Prost!

MATERIAL

Variante 1 + 2

- **Mondi-Color-Copy-Kopierpapier, 300 g/m²**
- **Tombow Brush Pen Fudenosuke (hart)**
- **STABILO Sensor (schwarz)**
- **Lochzange**
- **dickes Jutegarn**
- **Transferfolie (silber) (z. B. von Rico Design Paper Poetry)**
- **Klebestift für Transferfolie, 8 mm (z. B. von Rico Design Paper Poetry)**

HOW-TO

Variante 1 (ohne Abbildung)

1. Übertrage die Form für das Flaschenetikett von der Vorlage in Originalgröße auf das dicke, weiße Kopierpapier.

2. Mit dem Tombow Fudenosuke im Bounce-Brush-Lettering-Stil letterst du im Anschluss „Prost" in die Mitte des Anhängers.

3. Schärfe mit dem STABILO Sensor bei Bedarf die Kontur nach. Setze zudem Schatteneffekte damit und ergänze kleine Sprudelblasen auf dem ganzen Etikett – auch randabfallend.

4. Stanze in den oberen beiden Ecken mit der Lochzange zwei Löcher aus.

5. Dann ziehst du das Jutegarn erst durch ein Loch, verknotest es, legst es um den Flaschenhals und ziehst es in gewünschter Länge durch das andere Loch, wo du es ebenfalls verknotest.

Variante 2

1. Auch für diese Variante überträgst du die Form für das Flaschenetikett von der Vorlage in Originalgröße auf das dicke, weiße Kopierpapier.

2. Mit dem STABILO Sensor malst du zuerst die Kontur eines Sektglases auf, welches mittig auf der Bannerecke sitzt.

3. Anschließend letterst du mit dem Sensor-Fineliner in Faux Calligraphy das Wort „Prost" in das Sektglas und füllst den freien Platz darum mit Schnörkeln inklusive Tropfenabschluss auf.

4. Bestreiche jetzt die seitlichen und unteren Kanten des Etiketts mit dem flachen, 8 mm breiten Klebestift. Dafür setzt du ihn komplett senkrecht auf das Papier auf.

5. Warte ca. zwei Minuten bevor du die Transferfolie mit der schönen Seite nach oben (!) auf die Klebestriche legst und mit leichtem Druck (!) darauf festreibst. Danach die Folie vorsichtig abziehen.

6. In den oberen beiden Ecken stanzt du nun mit der Lochzange zwei Löcher aus.

7. Das Jutegarn kannst du danach erst durch ein Loch ziehen, verknoten, um den Flaschenhals legen und in gewünschter Länge durch das andere Loch ziehen und noch einmal verknoten.

TIPPS & TRICKS

Für eine gelungene Übertragung der Transferfolie musst du den Kleber fast vollständig trocknen lassen. Auf noch flüssigen Kleberesten haftet die Folie nicht und das Ergebnis wird unvollständig und unsauber.

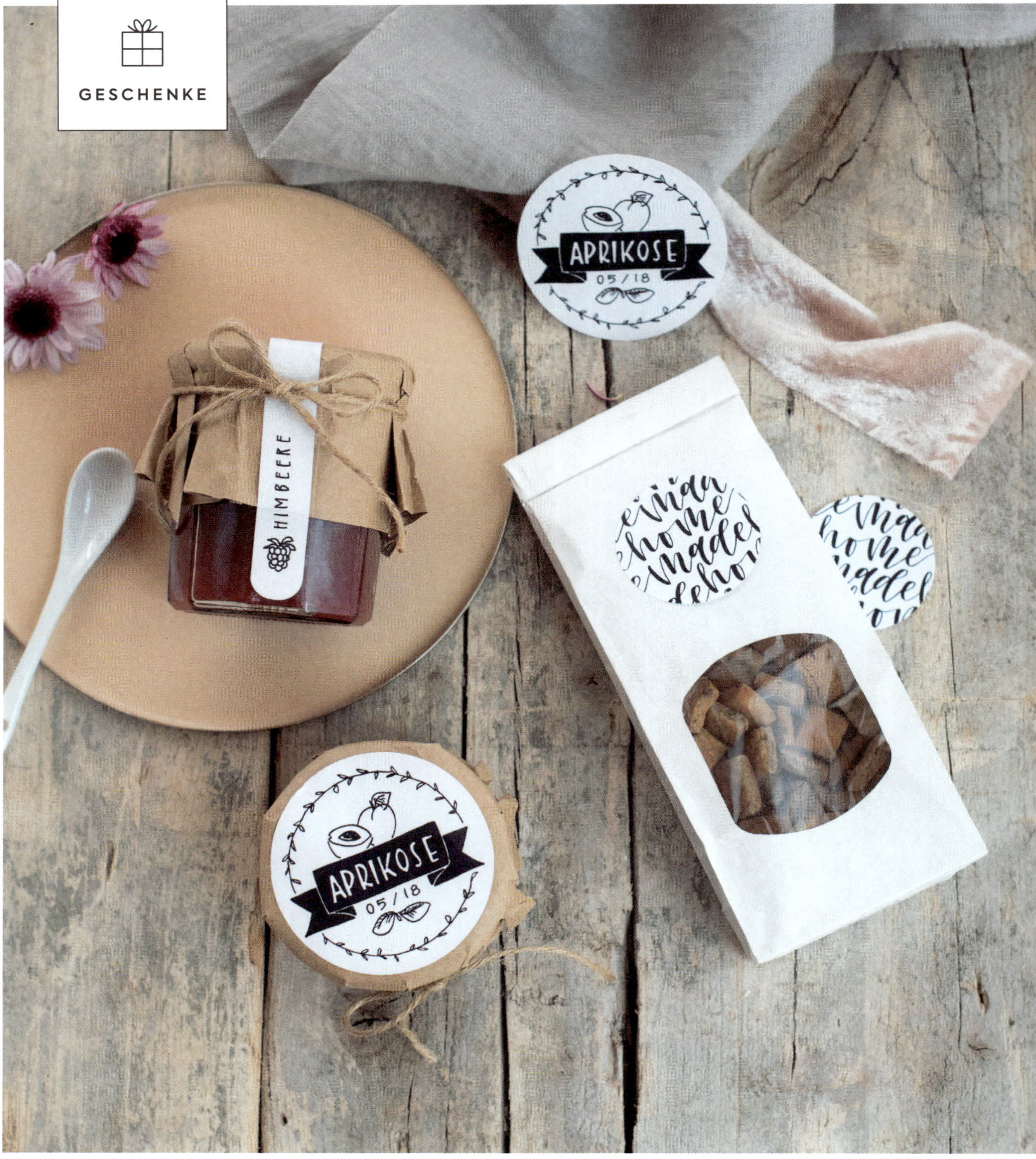
APRIKOSE
05/18
HIMBEERE
homemade
APRIKOSE
05/18

Lecker(es) verpackt

Diese Etiketteninspirationen kennen bei ihrem Einsatzgebiet keine Grenzen. Ob für deine eigene oder gekaufte Konfitürenkollektion, zuckersüße Gaben oder selbst gebackene Hunde- oder Weihnachtskekse: Etiketten mit Hand Lettering machen die Verpackungen von Leckereien selbst zum Anbeißen.

HOW-TO

Variante 1 „Homemade"

1. Das Wort „homemade" letterst du wiederholt untereinander im Bounce-Brush-Lettering-Stil auf die selbstklebenden Etiketten und bildest daraus eine Collage. Dafür ergänzt du links und rechts vom ersten Schriftzug ein weiteres Mal den Begriff „homemade" als Wortwolke.

2. Drehe den Kreisstanzer auf den Rücken und schiebe das Papier so weit ein, dass ein „homemade" mittig im Kreis steht. Einmal fest drücken und ausstanzen.

3. Alternativ kannst du auch ein „homemade" mittig ausstanzen und mit dem Sakura-Pigment-Micron eine gepunktete Linie um den Kreis setzen (siehe Vorlagen).

Variante 2 „Marmelade"

1. Für das längliche Etikett schneidest du einen ca. 1,5 × 10 cm langen Streifen vom selbstklebenden DIN-A4-Etikettenpapier aus.

2. Die Geschmacksrichtung der Marmelade (z. B. Himbeere) letterst du in Sans-Serif-Großbuchstaben darauf und ergänzt diese mit einer kleinen Illustration der Frucht, welche um 90° gedreht sein sollte.

3. Runde alle vier Ecken mit der Eckstanzzange ab.

4. Das Marmeladenglas kannst du z. B. mit dünnem Kraftpapier einpacken. Danach befestigst du die Sticker längs darauf, beklebst damit Papier sowie Glas und fixierst alles mit einer groben Juteschnur unterhalb des Deckels.

Variante 3 „Marmelade"

1. Stanze für das runde Deckeletikett zuerst Kreise mit einem Durchmesser von 7,6 cm mithilfe des Stanzgeräts aus dem DIN-A4-Etikettenpapier aus.

2. Die Geschmacksrichtung der Marmelade (z. B. Aprikose) schreibst du mittig zentriert mit einem Bleistift als Sans-Serif-Großbuchstaben in den Kreis und setzt ein einfaches Banner darum.

3. Male die Bannerfläche mit dem Sakura-Pigma-Fineliner aus. Dabei sparst du das vorgezeichnete Wort als „Negativ" aus. Die weiße, freie Strichbreite der Buchstaben sollte gleich bleiben.

4. Nach Belieben kannst du noch Illustrationen der Frucht, das Herstellungs- oder Verfallsdatum, Ranken, Schnörkel oder Rahmen in der Gesamtkomposition ergänzen. Am Ende radierst du die Bleistift-Vorzeichnung(en) vorsichtig weg.

5. Packe das Marmeladenglas z. B. mit dünnem Kraftpapier ein, fixiere das Papier mit einer groben Juteschnur unterhalb des Deckels und platziere mittig darauf einige Sticker.

TIPPS & TRICKS

Wenn du mit deiner Marmeladenproduktion in Serie gehen möchtest, kannst du die Letterings auch mithilfe eines Scanners oder einer App digitalisieren (siehe Kapitel „Digital Lettering" im Buch „Hand Lettering Alphabete") und dann gleich mehrfach ausdrucken.

MATERIAL

Variante 1 „Homemade"

- **Universaletiketten selbstklebend (210 × 297 mm, DIN A4, Premiumpapier matt)**
- **Kreisstanzgerät, 5 cm Durchmesser (z. B. von Fiskars)**
- **Tombow Fudenosuke Brush Pen (hart)**
- **Sakura Pigma Micron 04, 0,4 mm (schwarz)**

Variante 2 „Marmelade"

- **Universaletiketten selbstklebend (210 × 297 mm, DIN A4, Premiumpapier matt)**
- **Kreisstanzgerät, 7,6 cm Durchmesser (z. B. von Rayher)**
- **Cutter, Stahllineal und Schneideunterlage**
- **Eckstanzzange (z. B. 3 in 1 von Fiskars)**
- **Sakura Pigma Micron 04, 0,4 mm (schwarz)**

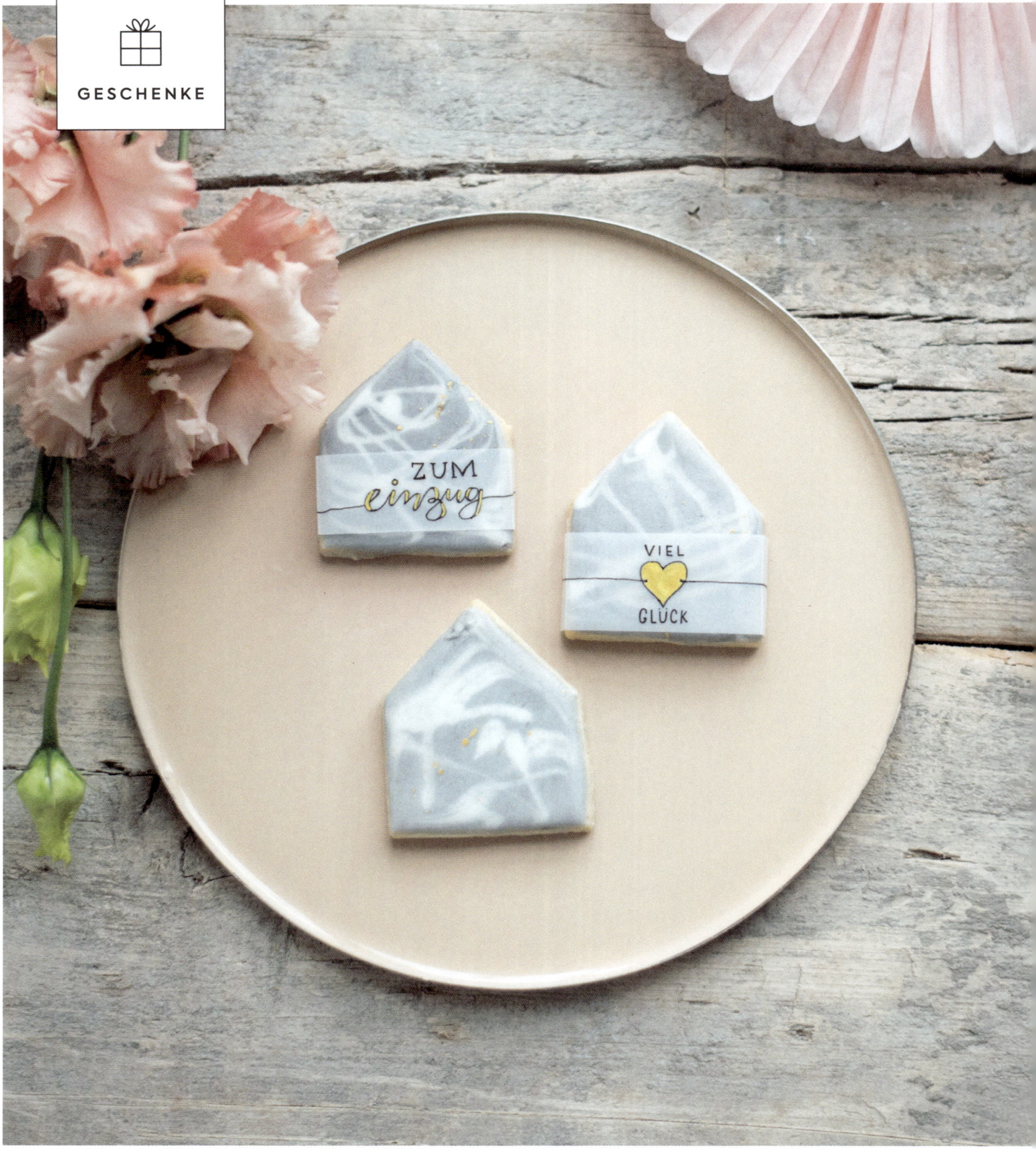
ZUM
einzug
VIEL
GLÜCK

Kekse zum Einzug

Ein Keks sagt mehr als tausend Worte – und naschen kann man sie außerdem. Diese putzigen Cookies in Hausform zum Beispiel versüßen ganz sicher jeden Einzug ins neue Heim. Mit zart beschrifteten Banderolen werden sie zu kleinen Botschaften für einen neuen Lebensabschnitt.

HOW-TO

Variante 1 „Viel Glück"

1. Aus einem transparenten Zeichenpapier schneidest du einen Streifen mit 3×10 cm aus.

2. Male mit dem schwarzen Sakura-Pigma-Micron-Fineliner ein Herz in die Mitte des Streifens und ziehe Linien vom Herz zu beiden Enden vom Papier.

3. Jetzt malst du das Herz mit dem goldenen uni-ball Signo Gel-Liner aus.

4. Schreibe jetzt mit dem schwarzen Sakura-Pigma-Micron-Fineliner die Worte „Viel Glück" in Sans Serif dazu.

5. Lege die Banderole um den Cookie und klebe sie auf der Rückseite mit Tesafilm zusammen.

Variante 2 „Zum Einzug"

1. Aus einem transparenten Zeichenpapier schneidest du einen Streifen mit 3×10 cm aus.

2. Schreibe mit dem schwarzen Sakura-Pigma-Micron-Fineliner das Wort „Zum" mit Serifen und ergänze darunter mit demselben Stift das Wort „Einzug" in Faux Calligraphy.

3. Male die Zwischenräume der Abwärtsstriche des Wortes „Einzug" mit dem goldenen uni-ball Signo Gel-Liner aus.

4. Lege die Banderole um den Cookie und klebe sie auf der Rückseite mit Tesafilm zusammen.

MATERIAL

Variante 1 + 2

- **Cookies in Hausform mit Royal Icing in Marmoroptik (Rezept Seite 68)**
- **Canson Hochtransparentes Zeichenpapier, 80–85 g/m²**
- **uni-ball Signo Gel-Liner (gold)**
- **Sakura Pigma Micron, 0,1 mm (schwarz)**
- **Schere**
- **Tesafilm (matt-unsichtbar)**

TIPPS & TRICKS

Bei Hochzeiten machen sich die Cookies mit Banderole auch wunderbar als Platzkärtchen oder Gastgeschenk. Man kann z. B. bestimmte Initialen auf die Banderole schreiben.

Rezept für Cookies

ZUTATEN FÜR COOKIES

250 g Mehl

110 g weiche Butter

70 g Puderzucker

Mark von ½ Vanilleschote

1 Prise Salz

1 Ei (Größe M)

ZUTATEN FÜR GLASUR

1 Eiweiß

250 g gesiebter Puderzucker

schwarze Speisefarbe

ZUBEREITUNG

1. Das Mehl in die Schüssel sieben.
2. Mische Salz, Vanillemark und Puderzucker darunter.
3. Gib das Ei und die Butter dazu und verknete sie gut.
4. Alles in eine Frischhaltefolie packen und 1 Stunde kühlen lassen.
5. Heize den Backofen auf 160°C vor und belege das Blech mit Backpapier.
6. Jetzt rollst du den Teig auf der bemehlten Fläche aus.
7. Die Cookies ausstechen und 10 Minuten backen lassen.
8. Danach nimmst du sie heraus und lässt sie abkühlen.
9. Für die Glasur schlägst du das Eiweiß steif, gibst dann Puderzucker dazu und rührst alles mit dem Rührgerät auf mittlerer Stufe cremig.
10. Verteile die Glasur auf zwei Schüsseln und färbe die Glasur in einer der Schüsseln grau ein.
11. Streiche die graue Glasur auf die Cookies und setze mit der weißen Glasur nach Belieben Akzente. Anschließend trocknen lassen.

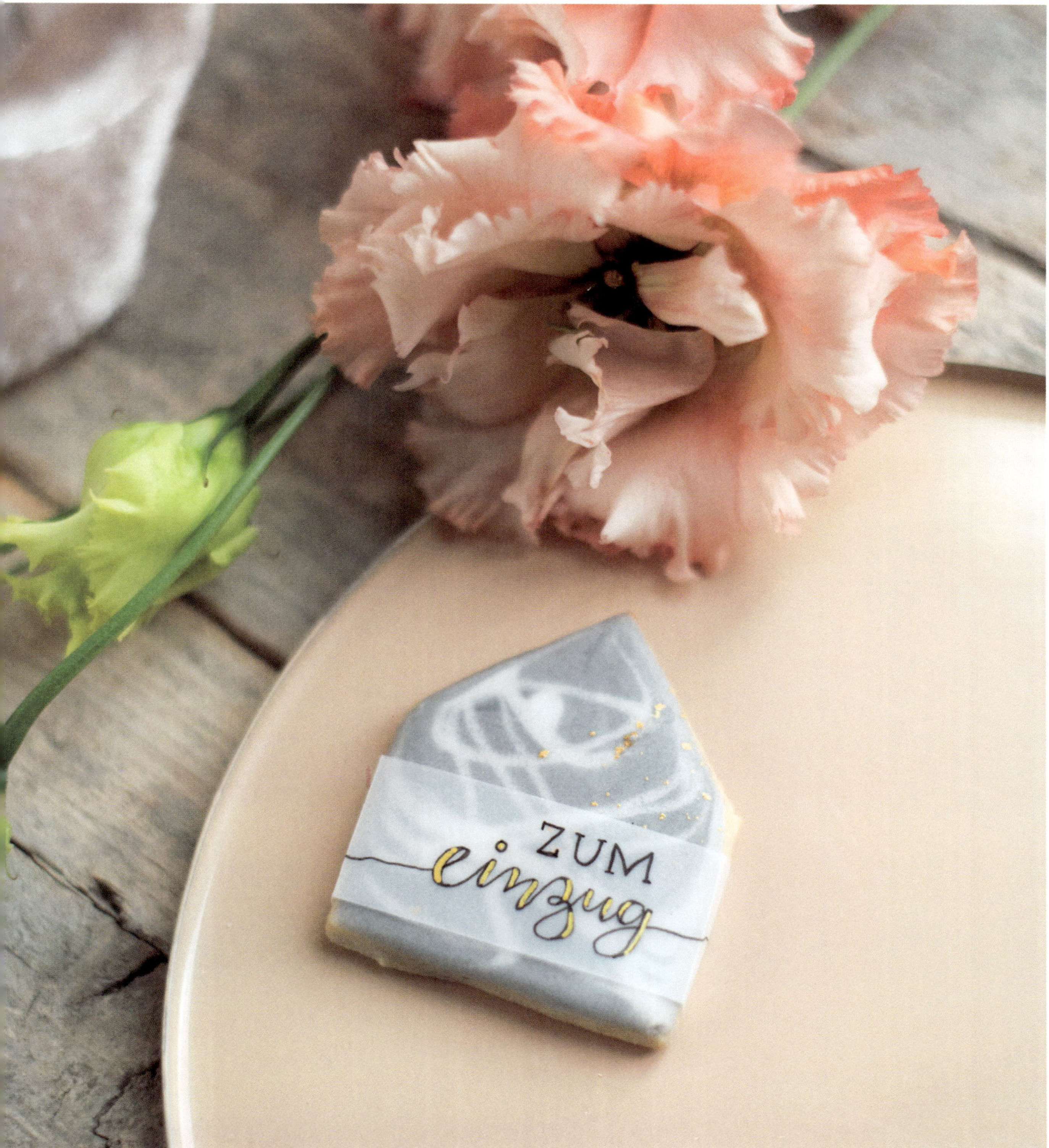
ZUM
einzug

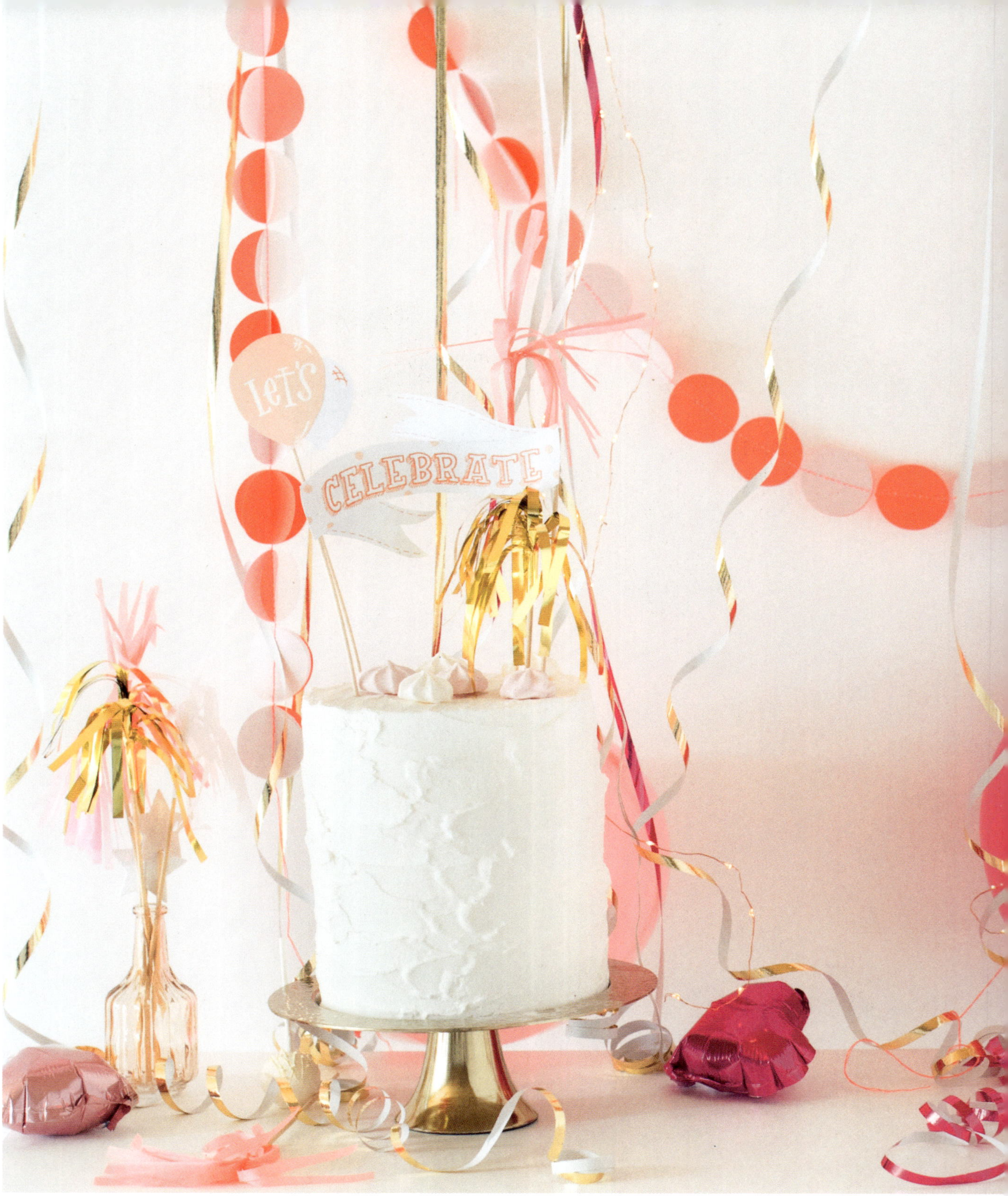
Let's
CELEBRATE

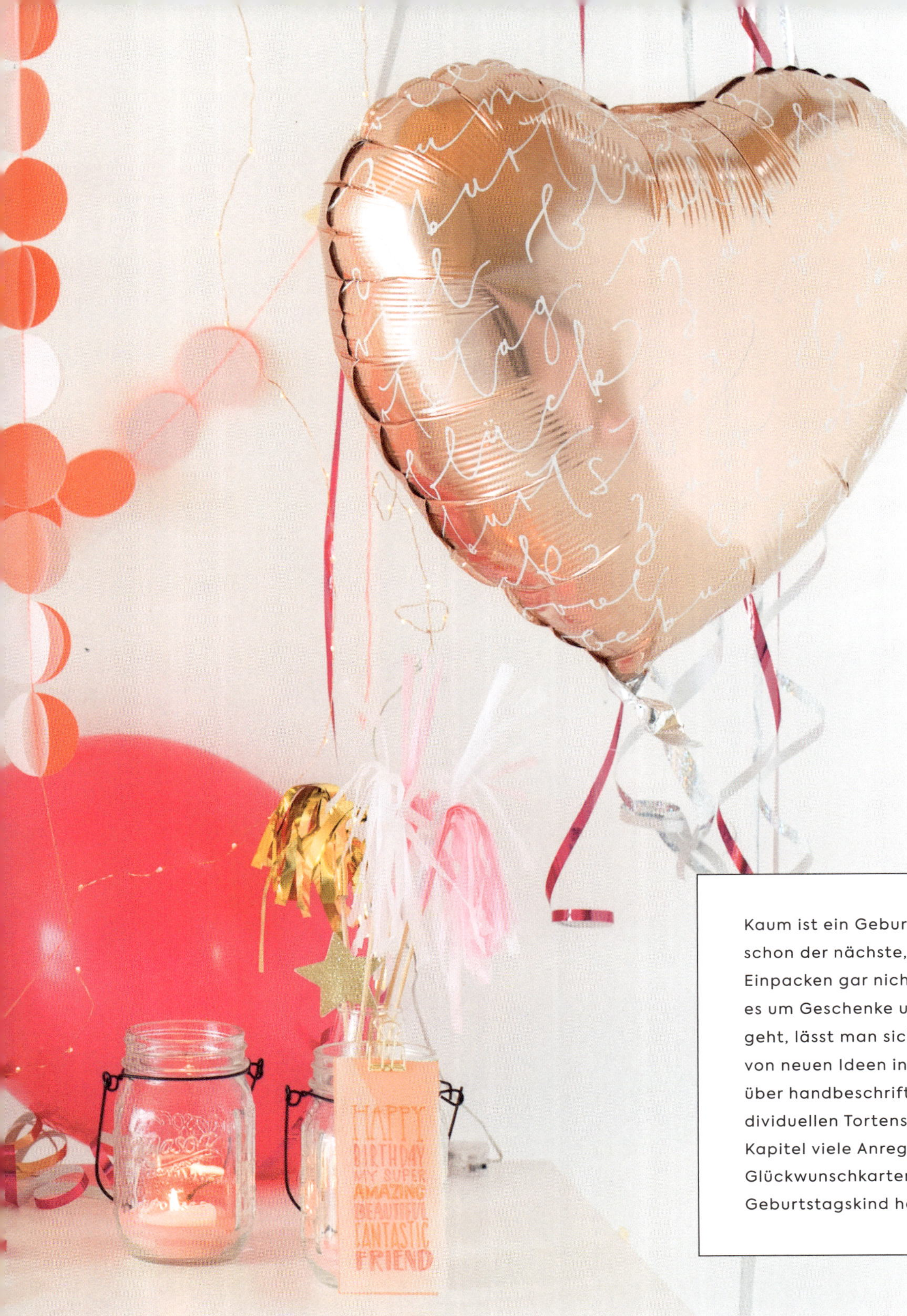

GEBURTSTAG

Kaum ist ein Geburtstag gefeiert, folgt auch schon der nächste, und man kommt mit dem Einpacken gar nicht mehr hinterher. Wenn es um Geschenke und ihren großen Auftritt geht, lässt man sich am besten so oft es geht von neuen Ideen inspirieren. Von der Lightbox über handbeschriftete Luftballons bis zum individuellen Tortenstecker, findest du in diesem Kapitel viele Anregungen für Partyschmuck, Glückwunschkarten und alles, womit man das Geburtstagskind hochleben lassen kann.

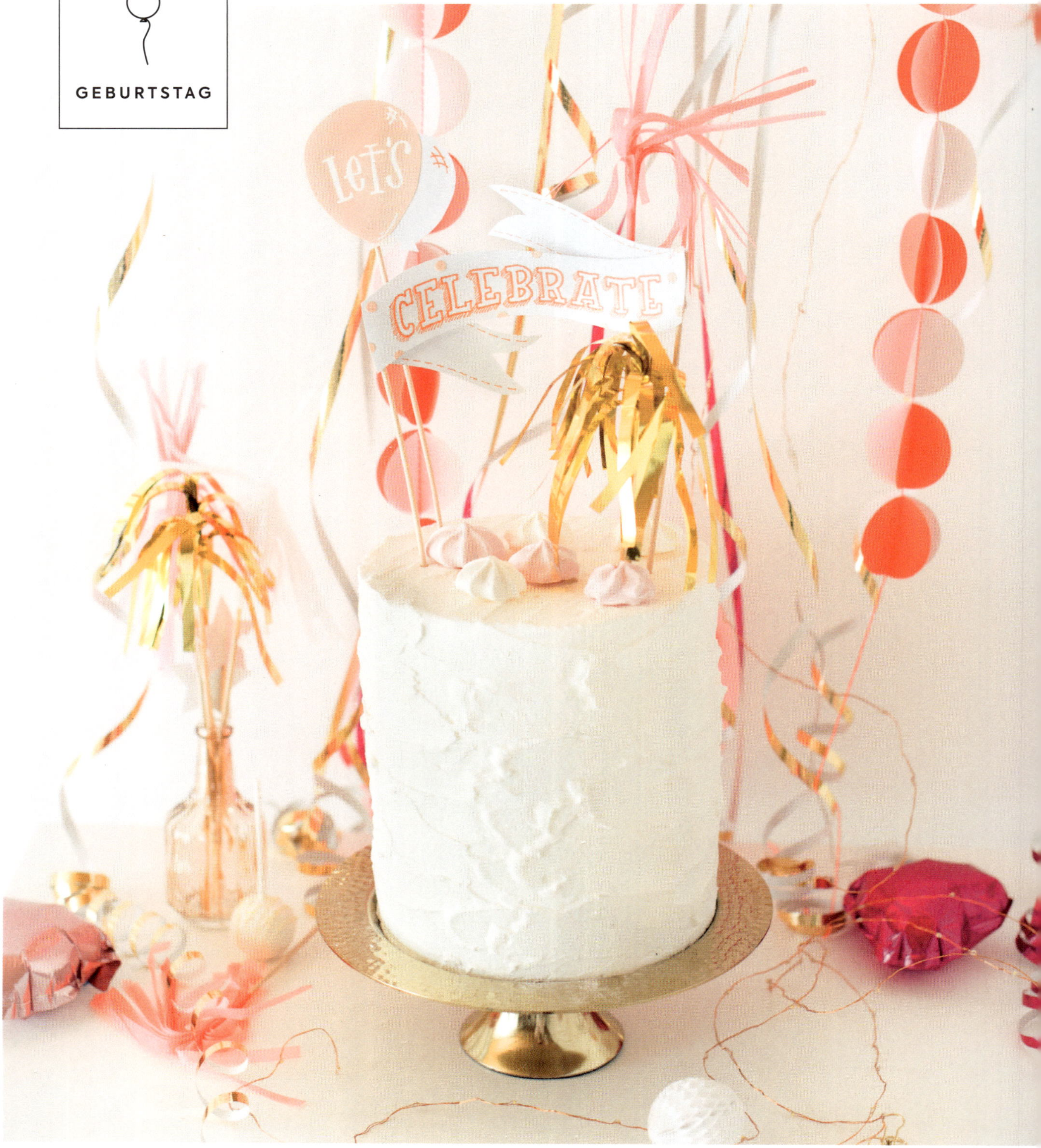
let's
CELEBRATE

Celebrate good times!

Bühne frei für die Cake Topper. Zugegeben, eine Geburtstagstorte ist heutzutage oft schon so ein Hingucker, dass es beinahe keine Steigerung mehr braucht. Aber mit diesem Tortenstecker kann man selbst dem hübschesten Backwerk noch ein schickes Krönchen aufsetzen.

HOW-TO

1. Zeichne ein geschwungenes Banner mit Bleistift auf weißes Papier vor. Ergänze nun einzeln die Schleifenbänder, um sie später mit Abstand versetzt aufkleben zu können.

2. Lettere mit Bleistift in den Bannerrahmen das Wort „CELEBRATE" in Großbuchstaben und als Serifen-Blockschrift. Danach radierst du diese Vorzeichnung leicht weg. Male die Linien mit dem STABILO Pen 68 nach und ergänze mit dem STABILO Point 88 die 3D-Schattenlinien auf der linken Seite der Blockbuchstaben.

3. Schneide die drei einzelnen Bannerteile aus. Als Deko stanzt du für die Frontseite Konfetti aus apricotfarbenem Papier aus und klebst es auf. Auf die Ränder der Schleifenbänder strichelst du eine Linie, ähnlich einer Steppnaht.

4. Jetzt fixierst du das Banner mit Heißkleber links und rechts auf zwei Schaschlikspießen. Die Spießspitze hältst du dabei nach unten. Danach klebst du die Schleifenbänder auf die andere, hintere Seite der Schaschlikspieße, um einen räumlichen Effekt zu erhalten.

5. Auf das apricotfarbene Papier zeichnest du einen Luftballon auf, und mit dem weißen uni-ball Signo Gel-Liner letterst du „Let's" in Serifen darauf. Ergänze außerdem noch die Glanzstreifen am Luftballonrand.

6. Zeichne einen weiteren, kleineren Luftballon auf das weiße Papier und schneide dann beide Luftballons aus. Den weißen Luftballon klebst du hinter den Apricot-Luftballon und fixierst dann beide mit Heißkleber auf einem Schaschlikspieß. Achtung: Die Luftballons sollten höher stehen als das Banner, damit du den Schriftzug „Let's Celebrate" auch hintereinander auf die Torte stecken kannst.

MATERIAL

- **dickes Papier in Weiß/Apricot (z. B. Mondi-Color-Copy-Kopierpapier 300 g/m²)**
- **STABILO Pen 68 (pastell-apricot 68/26)**
- **STABILO Point 88 (pastell-apricot 88/26)**
- **uni-ball Signo Gel-Liner (weiß)**
- **Kleber (z. B. Tombow MONO Liquid Glue)**
- **Schere**
- **Stanzer**
- **3 Schaschlikspieße**
- **Heißkleber**

TIPPS & TRICKS

Cake Topper kannst du unter anderem auch mit Transferfolie, Embossing oder Metallicfarben verzieren.

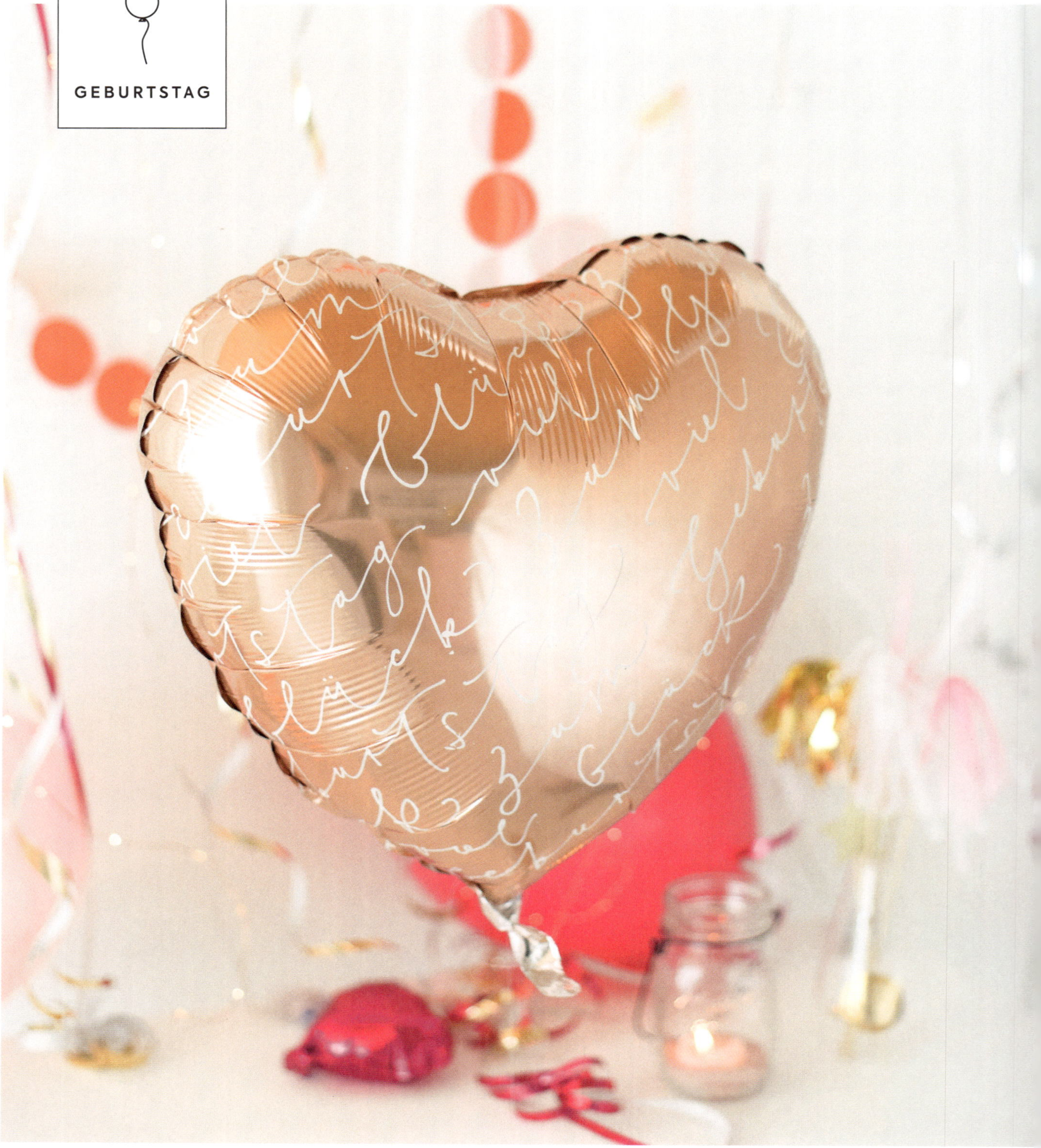

Luftige Geburtstagsgrüße

Was wären Geburtstagsfeiern ohne Luftballons?! Schließlich bringen sie Farbe und Partystimmung ins Haus. Ob als Mitbringsel zum Geschenk oder als Partydeko, ein Ballon (vor allem mit Gas gefüllt!) macht immer Eindruck. Ganz besonders, wenn er mit lieben Glückwünschen selbst individualisiert wird.

MATERIAL

- **Folienballon in Herzform, roségold, 45 cm Höhe (z. B. von Fräulein K. sagt Ja)**
- **edding 750 creative Glass/Metal/Plastic, 2–4 mm (weiß)**

HOW-TO

1. Lettere den Schriftzug „Zum Geburtstag viel Glück" in moderner Schreibschrift in einem schräg nach oben gestellten Winkel (ca. 45°) auf den Folienballon. Dafür setzt du den weißen edding-Lackmarker senkrecht auf die Oberfläche auf. Du kannst dies aufeinanderfolgend so lange als Collage weiterführen, bis die gesamte Ballon-Vorderseite damit gefüllt ist. Zwischendrin solltest du auch mal an der linken Kante mitten im Wort beginnen, damit identische Wörter nicht immer direkt untereinanderstehen.
2. Blase den Ballon entweder mithilfe eines Strohhalms selbst auf, oder lass ihn mit Helium füllen. Randnotiz: Mit Gas behält der Ballon über eine Woche seine Form!

TIPPS & TRICKS

Perfektionisten, haltet euch zurück! Die Schriftcollage lebt von ihrem „losen" und freien Stil, der auch mal alles andere als perfekt und eher unlesbar aussehen darf. Vergiss nicht, dass es hier um das Gesamtbild geht und nicht um ein durchgängig korrektes Schriftbild. Auch bei mir haben sich schon unbemerkt (von mir und dem Beschenkten!) Schreibfehler eingeschlichen. Wichtig ist nur, dass du die gleichmäßige Schrägstellung der Schrift beibehältst, um optisch Harmonie herzustellen.

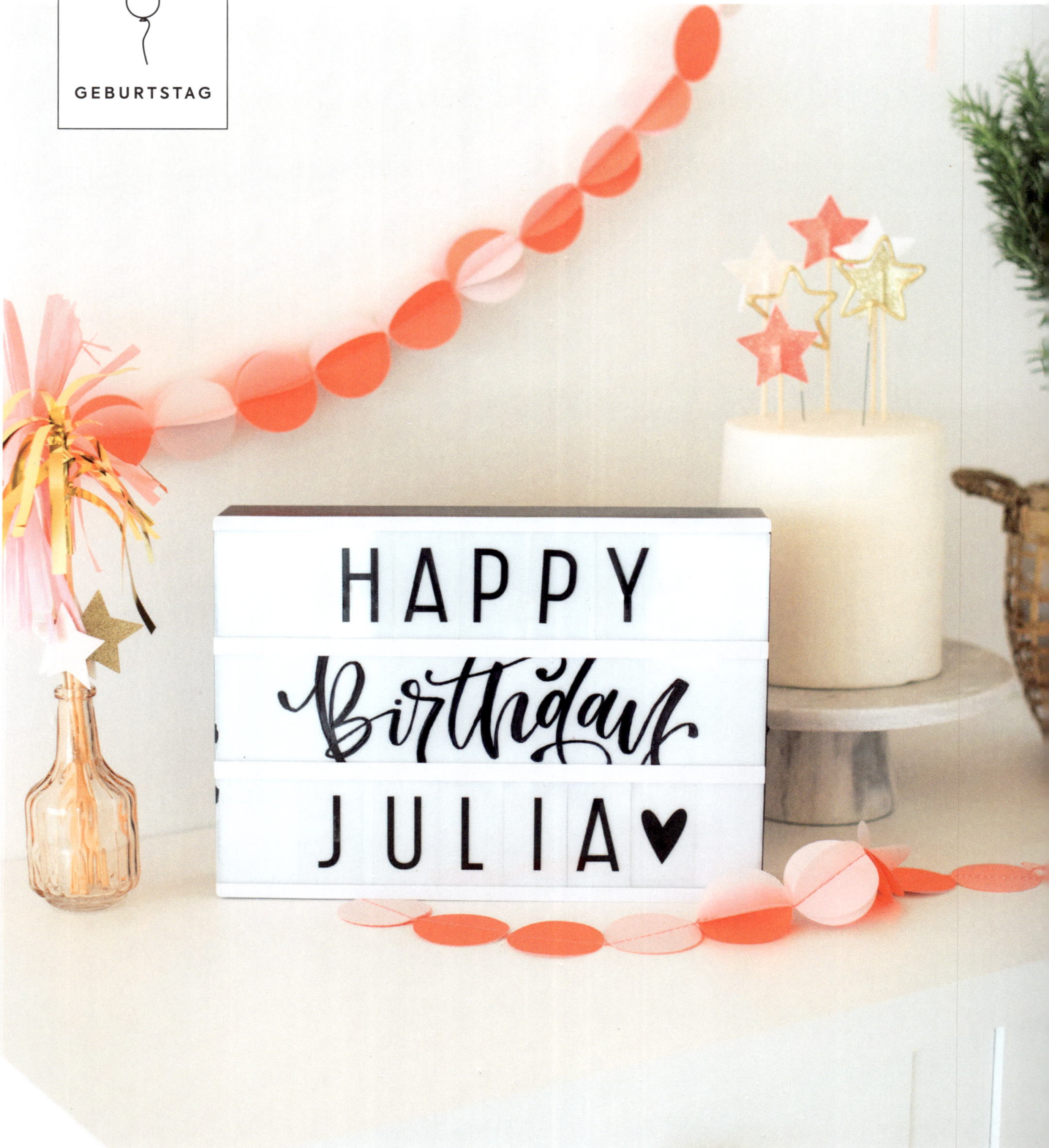
HAPPY
Birthday
JULIA

Happy Birthday – ganz persönlich

Eine Lightbox ist heute aus den meisten Wohnzimmern kaum mehr wegzudenken. Als kleiner Kasten, der persönliche Nachrichten erleuchtet, hat sie immer etwas zu sagen. Natürlich darf sie auch an Ehrentagen nicht fehlen, damit jeder Gast, der über die Türschwelle tritt, sofort weiß, wer und was hier gefeiert wird!

MATERIAL

- **Lightbox, 3-zeilig (z. B. von A little lovely Company)**
- **Overheadfolie**
- **Schere**
- **Lineal**
- **edding 1340 brushpen (Farbe beliebig)**
- **Molotow CALLIGRAFX Pump Softliner, 2 mm (schwarz)**

HOW-TO

1. Zeichne einen Rahmen im Querformat in der Höhe der Plastikbuchstaben für die Lightbox auf ein Blatt Papier.

2. Mit dem edding 1340 brushpen letterst du das Wort „Birthday“ oder wahlweise den Namen des Geburtstagskindes im Bounce-Brush-Calligraphy-Stil in den Rahmen. Dabei malst du ganz bewusst einzelne Buchstaben oder Schnörkel auch mal oben oder unten über den Begrenzungsrahmen hinaus.

3. Lege die Overheadfolie auf das fertige Lettering, fixiere diese bei Bedarf mit etwas Tesafilm und pause den Schriftzug mit einem gut angepumpten (!), permanenten Molotow CALLIGRAFX Pump Softliner ab.

4. Den Rahmen paust du ebenfalls mit Bleistift und Lineal auf die Plastikfolie ab. Anschließend schneidest du den Querstreifen mit der Schere oder ggf. einer Schneidemaschine aus und schiebst ihn in die Lightbox ein.

TIPPS & TRICKS

Achte darauf, dass die Folie fettfrei ist, damit die Tinte des Permanent-Markers darauf optimalen Halt findet und deckend wird. Trage eventuell eine zweite Schicht auf, nachdem die erste gut getrocknet ist.

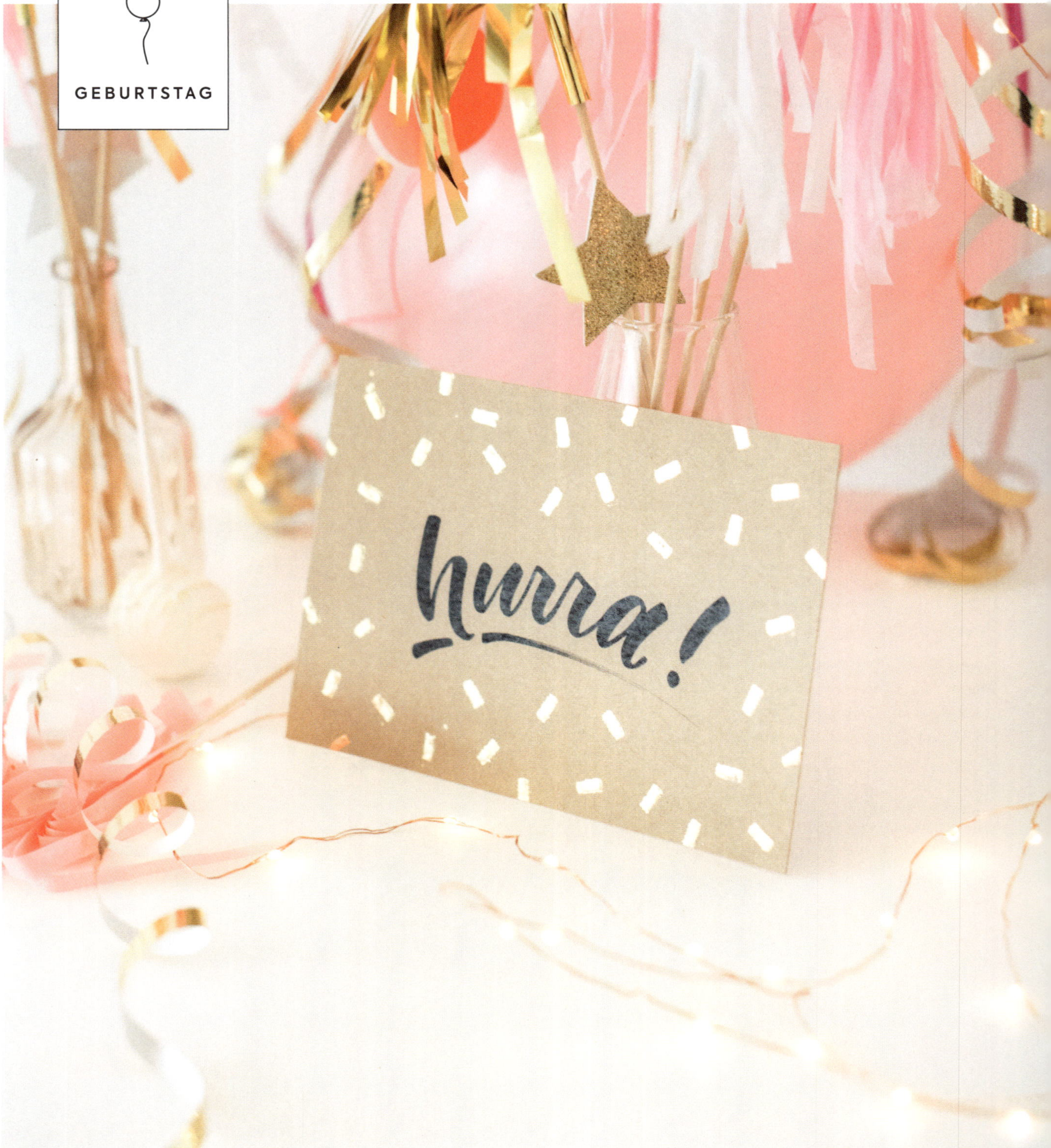
hurra!

Glänzende Glückwünsche

Hurra, Hurra, der Geburtstag, der ist da! Eine Glückwunschkarte mit Folienveredelung ist – im wahrsten Sinne des Wortes – glanzvoll und zeigt es auch. Individuell, einzigartig und immer ein ganz besonderer Hingucker. Nicht nur Fortgeschrittene, auch Anfänger finden an diesem Projekt ihre Freude.

HOW-TO

Variante 1

1. Lettere den Geburtstagsgruß „hurra“ mit dem edding 1340 brushpen direkt auf die Kraftpapierkarte, indem du dafür das Brush-Lettering-Alphabet nutzt. Unter den Schriftzug platzierst du von links nach rechts den sogenannten Swoosh, um das einzelne Wort optisch aufzufangen. Um dies zu erreichen, setzt du den Stift schräg auf und ziehst den Stift in einer schnellen und fließenden Handbewegung von links nach rechts.

2. Mit dem abgeflachten und gut angepumpten Klebestift tupfst du senkrecht auf das Papier und erzeugst so Streukonfetti. Warte ca. 2–3 Minuten, bevor du die Transferfolie mit der schönen Seite nach oben auf die Klebestriche legst und sie mit leichtem Druck (!) darauf festreibst. Anschließend ziehst du die Folie vorsichtig ab.

MATERIAL

Variante 1

- **Kraftpapierkarten**
- **edding 1340 brushpen (schwarz)**
- **Transferfolie (gold) (z. B. von Rico Design Paper Poetry)**
- **Klebestift für Transferfolie, 8 mm (z. B. von Rico Design Paper Poetry)**

TIPPS & TRICKS

Wenn du einen Klebestift mit Rundspitze benutzt, kannst du natürlich genauso gut rundes Konfetti auf die Karte folieren.

Material-Empfehlungen von www.frau-mesas.de

MATERIAL

Variante 2

- **edding 1340 brushpen (schwarz)**
- **Scanner**
- **Mondi-Color-Copy-Kopierpapier 300 g/m²**
- **Laserdrucker (z. B. Lexmark CS410DN Farblaserdrucker)**
- **Laminiergerät**
- **iCraft Deco Foil (gold)**

HOW-TO

Variante 2

1. Lettere, wie bei Variante 1, den Geburtstagsgruß „hurra" mit dem edding 1340 brushpen auf ein glattes Papier.

2. Scanne dieses anschließend in Schwarz-Weiß bzw. Graustufen ein (mind. 600 dpi) und stelle alles mit einem Bildbearbeitungsprogramm frei. Mittels der Tonwertkorrektur hebst du die Schwarzwerte an, sodass nur noch 100 % schwarze Pixel erhalten bleiben. Achtung: Nur auf reinschwarzen Bildpunkten bleibt deine Folie später haften!

3. Im gewünschten Format (z. B. 12 × 17 cm) entwirfst du nun das Layout für deine Karte, z. B. via Photoshop oder InDesign. Hier fügst du anschließend den freigestellten Schriftzug ein und positionierst ihn wie gewünscht. Dann druckst du die Karte mit einem Laserdrucker auf dem glatten Mondi-Color-Copy-Kopierpapier aus. Achtung: Diese Folierungstechnik funktioniert nur mit einem Laserdrucker!

4. Schneide von der iCraft Deco Foil vorsichtig ein rechteckiges Stück in der Größe des Letterings ab. Achtung: Du solltest die Folie nicht knicken!

5. Die Folie platzierst du direkt über dem Lettering, sodass davon nichts mehr zu sehen ist, und schiebst dieses „Sandwich" nun langsam in das vorgeheizte Laminiergerät.

6. Nachdem es vollständig durchgelaufen ist, ziehst du die Folie ab – und tadaaa!

TIPPS & TRICKS

Wenn die Folierung nicht durchgängig ist oder nach dem Abziehen Lücken aufweist, liegt dies in 99 % der Fälle am Papier, welches eine sehr glatte Oberfläche besitzen muss. Das schwarze Lettering kannst du übrigens auch auf schwarzes Papier drucken und danach auf dieselbe Weise mit Folie veredeln.

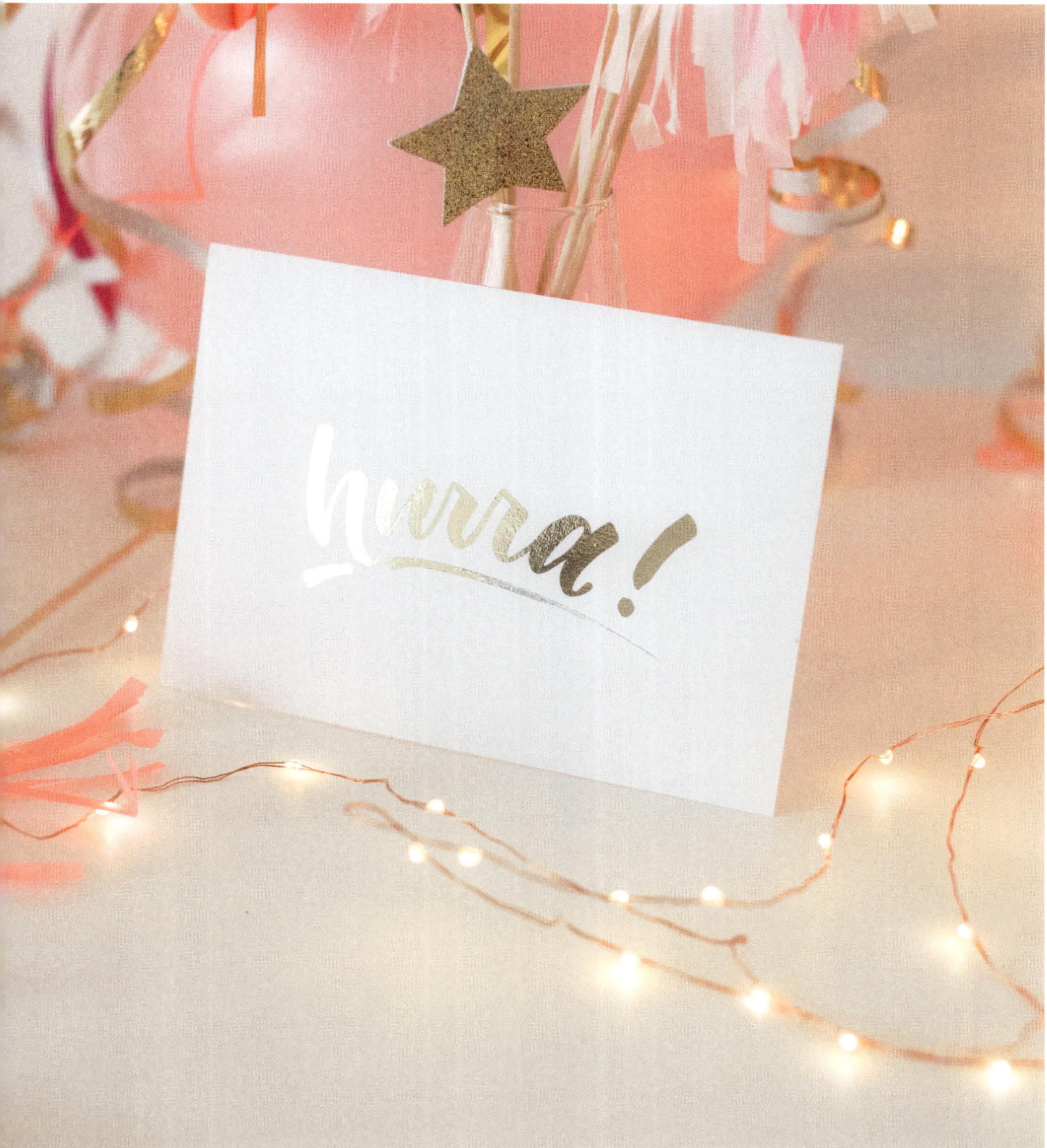
hurra!

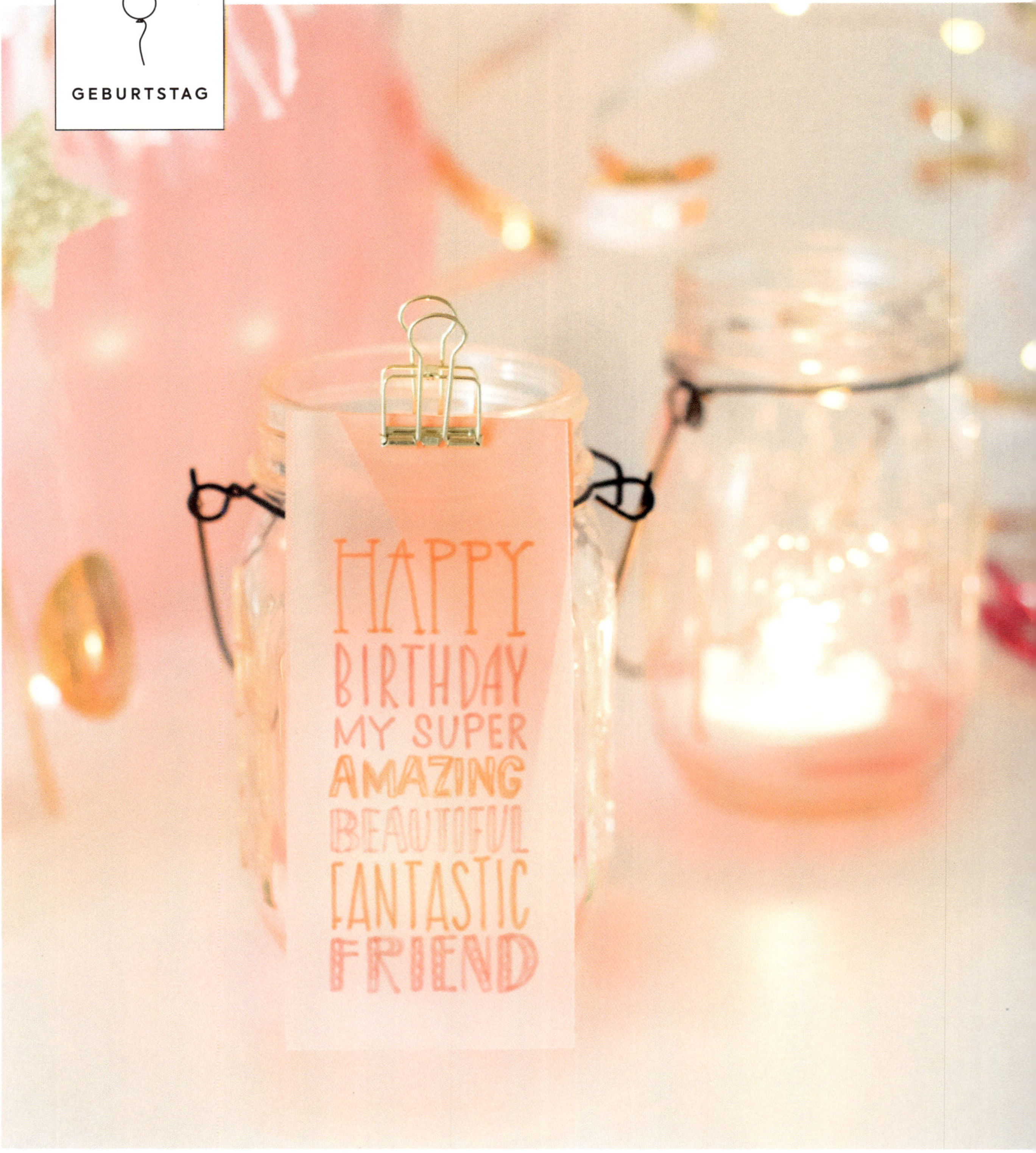
HAPPY
BIRTHDAY
MY SUPER
AMAZING
BEAUTIFUL
FANTASTIC
FRIEND

Let it shine

Wenn jemand ein weiteres Lebensjahr feiert, sind Kerzen nie weit davon entfernt. Ein dezentes Kerzenglas wird mit etwas Papier zu einem dekorativen Element auf dem Festtagstisch. Auch im Garten oder auf dem Balkon brennt die Kerze dann inmitten einer gemütlichen Geburtstagsrunde noch bis tief in die Nacht hinein.

MATERIAL

- **Canson Hochtransparentes Zeichenpapier, 80–85g/m² (12 × 6 cm)**
- **1 Stück pfirsichfarbenes Papier (12 × 6 cm)**
- **STABILO Pen 68 Fasermaler Nr. 26 (hellrosa)**
- **Stabilo Pen 68 Fasermaler Nr. 29 (rosa)**
- **goldene Wire-Klammer (z. B. von hey hey paper)**
- **Schere**
- **Kerzenglas**

HOW-TO

1. Schneide aus dem transparenten Zeichenpapier einen 12 × 6 cm langen Streifen aus. Einen Streifen mit denselben Maße schneidest du aus dem pfirsichfarbenen Papier aus.
2. Schreibe mit dem hellrosa- und dem rosafarbenen STABILO Pen 68 den Schriftzug in Serif und Sans Serif auf den transparenten Papierstreifen. Fahre alles für mehr Farbintensität ein zweites Mal nach.
3. Lege das transparente Papier auf das pfirsichfarbene Papier und befestige beide mit einer goldenen Wire-Klammer am Kerzenglas.

TIPPS & TRICKS

Mit dem Etikett kannst du auch eine Vase verzieren. So hast du ein weiteres, kreatives Geburtstagsgeschenk - und den passenden Blumenstrauß überreichst du gleich mit dazu!

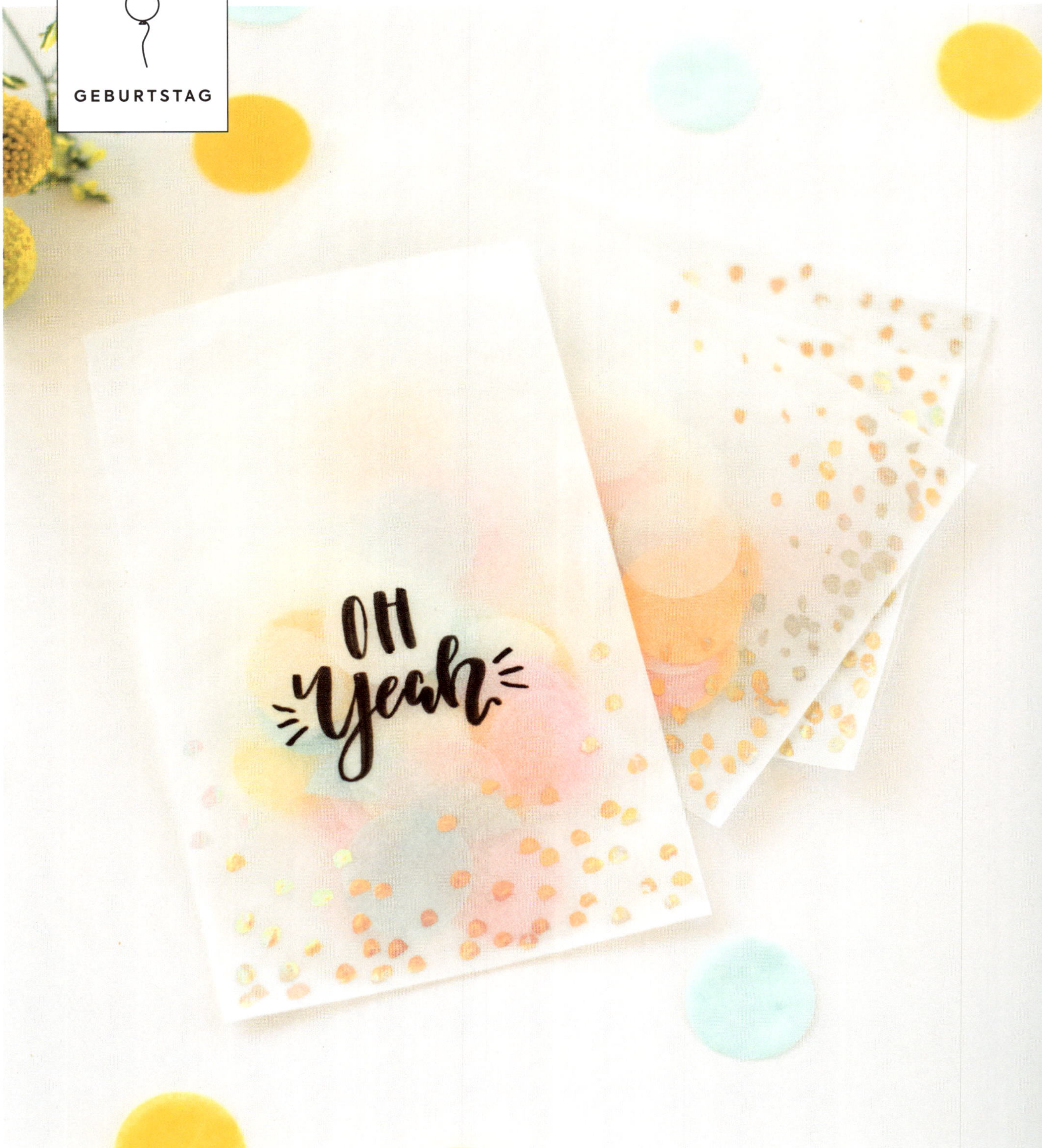
OH
Yeah

Konfetti für alle

Wer für seine Lieben eine Überraschungsparty zum Geburtstag schmeißt, der muss dabei auch buntes Konfetti auf den Ehrengast regnen lassen. Diese praktischen und hübschen Aufbewahrungstütchen dafür lassen sich ganz einfach gestalten. Danach nur noch mit Konfetti auffüllen, an die Gäste verteilen und sobald das Geburtstagskind eintritt ... Überraschung! Tipp: auch als Idee für Hochzeiten geeignet.

HOW-TO

1. Male mit dem Klebestift kleine Punkte auf die Papiertüte und lasse diese ca. 2–3 Minuten lang trocknen.

2. Lege die Transferfolie mit der glänzenden Seite nach oben (!) auf und drücke sie leicht an. Danach kannst du die Folie langsam abziehen.

3. Nun schreibst du mit dem Fudenosuke Brush Pen den Schriftzug „Oh yeah“ in Sans Serif und Brush Lettering darauf.

4. Zuletzt füllst du die Tüte noch mit Konfetti und klebst sie auf der Rückseite zu.

TIPPS & TRICKS

Da die Tüte transparent ist, kannst du die Vorlage einfach darunterlegen und mit dem Brush Pen nachmalen.

MATERIAL

- **Papiertüte transparent (z.B. von Fräulein K. sagt Ja)**
- **Klebestift (z.B. Rico Design Paper Poetry Klebestift 4 mm)**
- **Transferfolie, irisierend (z.B. von Rico Design Paper Poetry)**
- **Tombow Fudenosuke Brush Pen (hart)**
- **Konfetti**

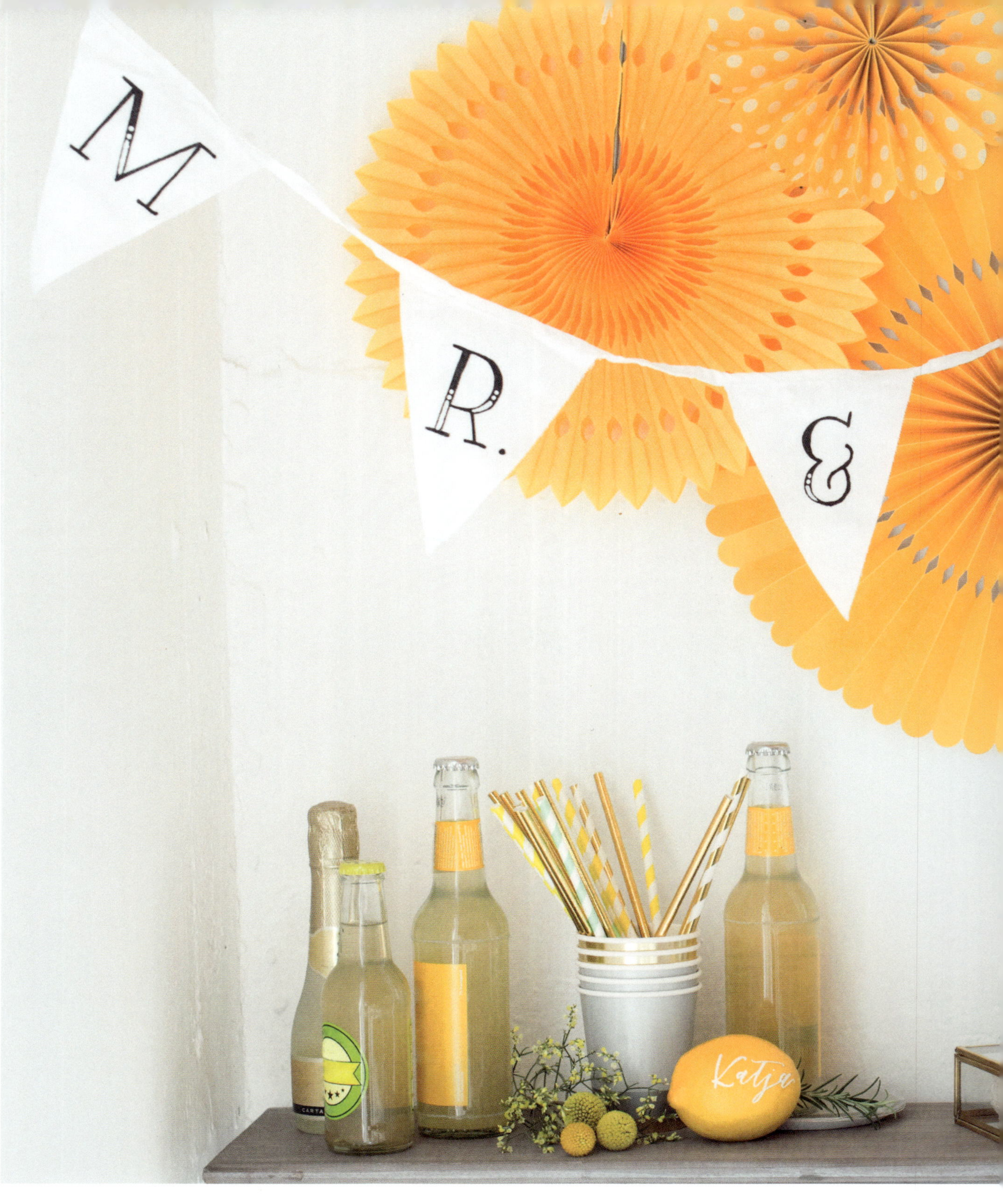
M
R.
&
Katja

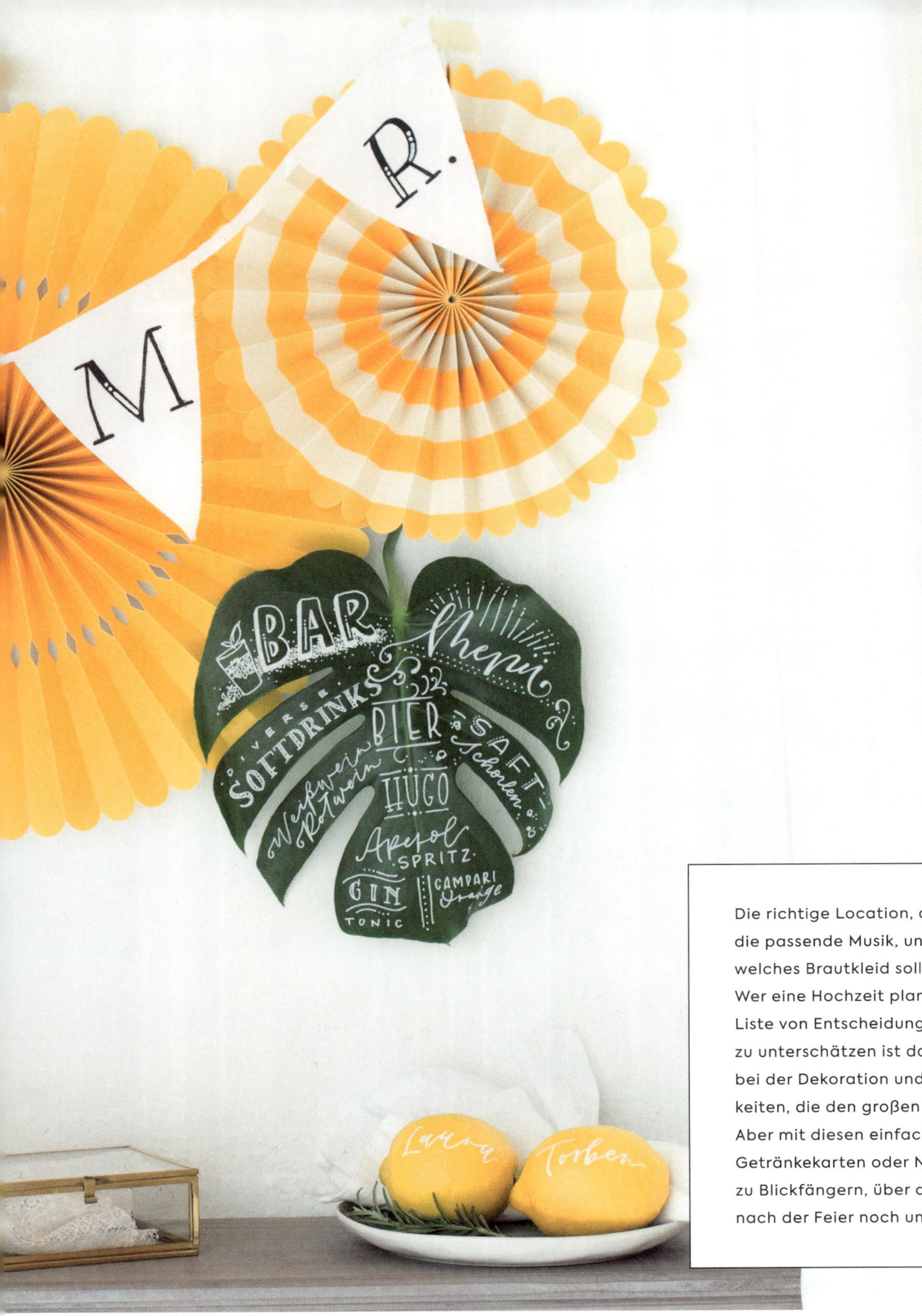

HOCHZEIT

Die richtige Location, der beste Fotograf, die passende Musik, und – ach herrje – welches Brautkleid soll es denn nun werden? Wer eine Hochzeit plant, hat eine unendliche Liste von Entscheidungen zu treffen. Nicht zu unterschätzen ist dabei auch der Feinschliff bei der Dekoration und all die Unscheinbarkeiten, die den großen Tag liebevoll untermalen. Aber mit diesen einfachen Projekten werden Getränkekarten oder Namensschilder im Nu zu Blickfängern, über die sich Gäste auch Tage nach der Feier noch unterhalten werden.

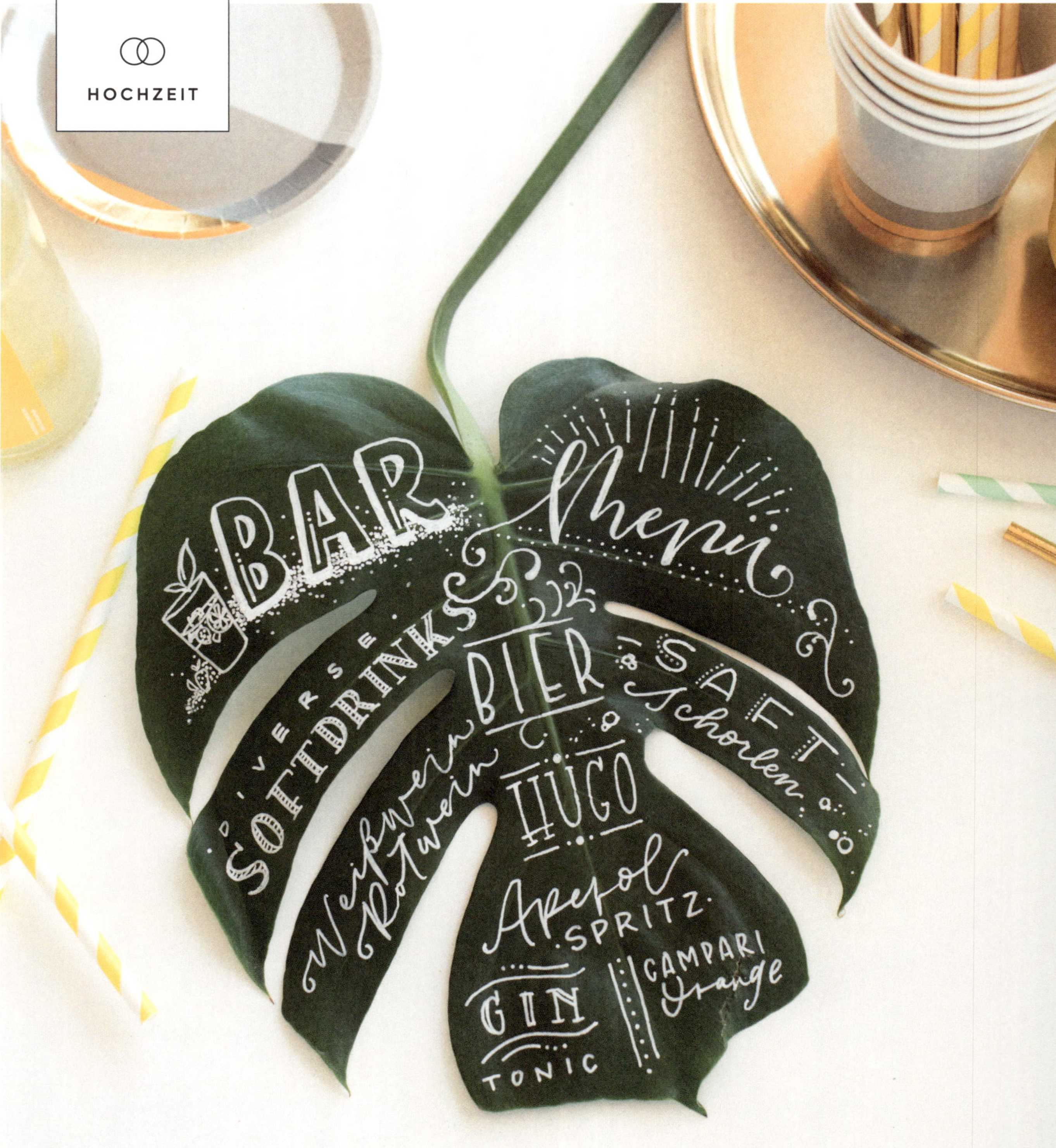
BAR
menü
diverse
SOFTDRINKS
Weißwein
Rotwein
BIER
SAFT
Schorlen
HUGO
Aperol
SPRITZ
GIN
TONIC
CAMPARI
Orange

Was darf es sein?

Wer es ausgefallen – und tropisch – bevorzugt, wird sich in diese Getränkekarte der etwas anderen Art wohl ratzfatz verlieben. Passend zum großen „Urban-Jungle"-Trend werden hierfür nur natürliche Materialien verwendet. So wird die Getränkekarte zum stilvollen Fotomotiv, und ist auf jeden Fall ein Unikat, das noch lange in Erinnerung bleibt!

MATERIAL

- **echtes oder künstliches Monstera-Blatt**
- **uni POSCA PC-1MR, pin type, 0,7 mm (weiß)**

HOW-TO

1. Fertige vorab einen groben Entwurf der Getränkekarte auf Papier an. Überlege dir, was auf der Karte stehen soll: Was bietest du an? In welche Kategorien kannst du deine Drinks einordnen? Willst du erweiterte Infos wie z. B. Inhaltsstoffe angeben? Dafür kannst du die Form des Monstera-Blattes auch mit einem Bleistift auf Papier nachmalen und dann mit den einzelnen Schriftzügen füllen.

2. Die verschiedenen Bereiche der Getränkekarte kannst du durch unterschiedliche Schriftarten und Dekoelemente voneinander abtrennen: Überschrift „Bar Menü" in Sans-Serif-Blockbuchstaben und Faux Calligraphy, „Diverse Softdrinks" in Sans Serif und Serif, „Weißwein/ Rotwein" in Modern Script, „Saftschorlen" in Sans Serif und Script, „Bier" in Sans Serif, „Hugo" in Serif, „Aperol Spritz" in Modern Script und Sans Serif, „Gin Tonic" in Serif und Sans Serif sowie „Campari Orange" in Sans Serif und Modern Script. Neben den einzelnen Blattzweigen, eignen sich unter anderem Punkte, Linien, gepunktete bzw. geschwungene Linien, Pfeile, Schnörkel, Blasen oder Banner als Trenner.

3. Es gibt leider keine Möglichkeit des direkten Abpausens der Papiervorlage auf die Blattoberfläche. Stattdessen kannst du das Blatt einfach neben das Papier legen und deinen Entwurf mit dem weißen, feinen und im Vorfeld gut angepumpten (!) uni POSCA Marker im Größenverhältnis 1:1 frei übertragen.

TIPPS & TRICKS

Falls es mit dem Platz bei der Übertragung frei Hand mal nicht klappen sollte oder es eng wird, dann improvisiere einfach, indem du z. B. enger schreibst oder die Buchstaben anschneidest (siehe „Softdrinks"). Den uni POSCA Marker kannst du notfalls auch vorsichtig mit einem Küchentuch oder einem Wattestäbchen und etwas Wasser von der Blattoberfläche entfernen. Allerdings nur, wenn du beim Lettering zuvor nicht zu stark aufgedrückt hast und die Blattoberfläche unbeschädigt geblieben ist.

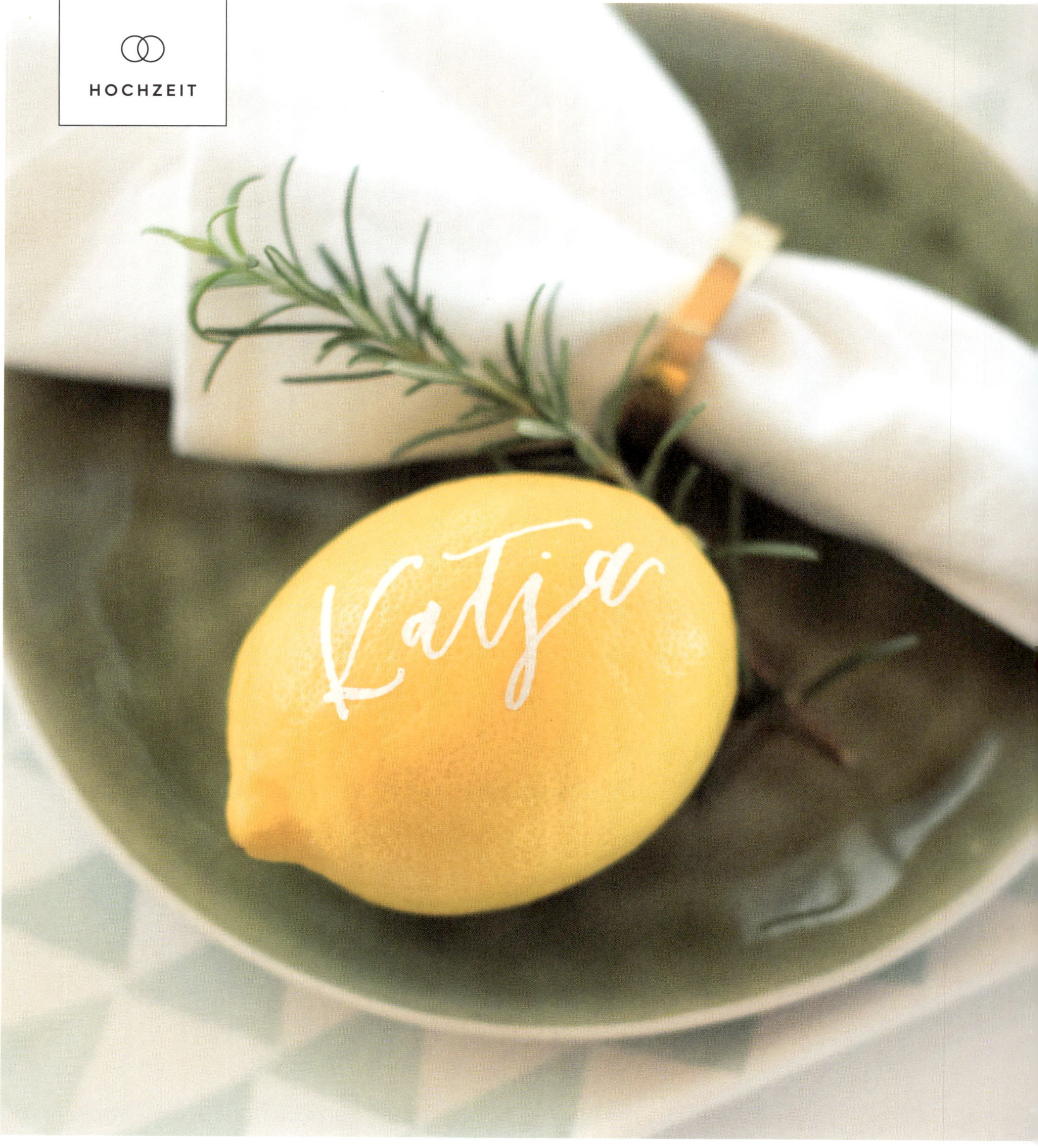
Katja

Saure Namensschilder

Wer das Naturthema der Getränkekarte weiterführen möchte, kann auch bei Namensschildern auf traditionelles Papier verzichten und stattdessen die Zitronen sprechen lassen. Denn die sehen nicht nur erfrischend aus, Hochzeitsgäste können sie zudem für die nächste Cocktail- oder Backstunde als Gastgeschenk mit nach Hause nehmen. Ganz nach dem Motto: Wenn dir das Leben eine saure Zitrone schenkt, mach süße Limonade daraus.

MATERIAL

- **Zitronen (oder anderes Obst, wie Birnen, Äpfel, ...)**
- **Molotow One4All Acrylic 127HS-EF, 1 mm (weiß)**

HOW-TO

1. Fixiere die Zitronen entweder auf den Oberschenkeln, was bei mehr als 60 Gästen allerdings stark auf den Rücken gehen kann, oder lege sie in einen Schal bzw. in einen anderen weichen Gegenstand auf den Tisch. Die Hauptsache ist, dass dir die Zitrone nicht wegrollt.

2. Pumpe den Molotow-Marker gut auf einem Blatt Papier an. Vorher solltest du ihn kräftig schütteln. Dann letterst du im Modern-Script-Stil die gewünschten Namen auf die Zitronenoberfläche. Die Buchstaben „tanzen" dabei auf der Grundlinie, sie sind mal kleiner und mal größer und etwas nach rechts geneigt.

3. Wie bei Faux Calligraphy kannst du die Abwärtsstriche der Buchstaben durch einen zweiten Strich leicht verstärken, wofür du im Vorfeld jedoch nicht zu eng lettern darfst. Die Schrift sollte in jedem Fall ihren filigranen Charakter beibehalten.

TIPPS & TRICKS

Den Marker solltest du immer komplett senkrecht auf der Zitronenoberfläche ansetzen und nicht zu schnell bewegen, damit die Tinte optimal fließen und decken kann. Deinen Handballen stützt du z. B. auf einem gleich hohen Gegenstand daneben ab. Halte ihn nicht in der Luft, sonst fehlt dir die nötige Stabilität für die feinen Schriftlinien.

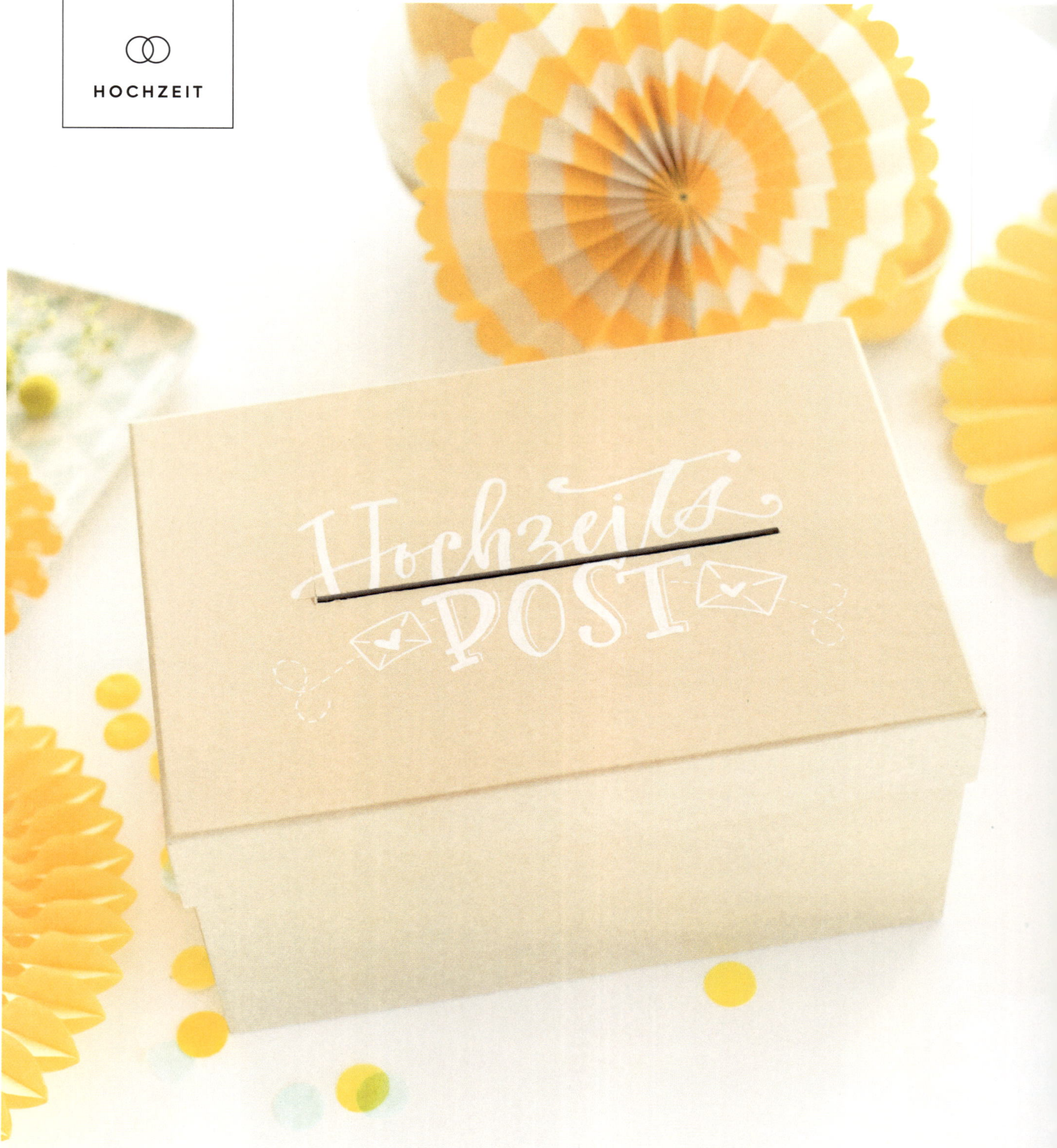
Hochzeits
POST

Hier hinein mit der Hochzeitspost!

Das Beste kommt ... nach der Hochzeit. Zu jedem Geschenk gehört in der Regel eine Karte mit persönlichen Worten, denen sich das Brautpaar oft erst nach den Feierlichkeiten widmen kann. Diese Hochzeitspost lässt sich mit einer praktischen Kartenbox wunderbar sammeln und für die Zukunft aufbewahren. Wer sie selbst gestaltet, kann Design und Aufmachung individuell auf das eigene Hochzeitsthema abstimmen.

MATERIAL

- **Geschenkbox (z. B. Stapelbox mit 35 × 25 × 17,5 cm)**
- **edding 1340 brushpen (Farbe beliebig)**
- **uni POSCA PC-1M bullet shaped, 0,7 mm (weiß)**
- **uni POSCA PC-5M bullet shaped, 1,8–2,5 mm (weiß)**
- **Cutter**
- **Stahllineal**

HOW-TO

1. Zeichne den Einwurfschlitz mit Bleistift und Lineal auf die Mitte des Boxendeckels vor. Achtung: Zeichne nicht zu kurz! Es gibt auch lange Glückwunschkarten im DIN-lang Format mit einer Länge von 210 mm. Achte auch darauf, dass du nicht zu schmal zeichnest – für den Fall eines umfangreicheren Geldgeschenks.

2. Schneide ihn anschließend mit dem Cutter und einem Stahllineal vorsichtig aus. Der Cutter sollte dafür eine große Klinge haben und scharf sein. Achte auf deine Finger!

3. Auf einem Papier zeichnest du den Schlitz in derselben Größe noch einmal auf und letterst den Schriftzug „Hochzeitspost“ mit dem edding 1340 brushpen ober- und unterhalb des Schlitzes. Dabei schreibst du „Hochzeits“ im Brush-Lettering-Stil und „POST“ in Großbuchstaben-Serifen. Lasse die Buchstaben bewusst „tanzen“ und ordne sie nicht zu akkurat an, damit du dem Gesamtlayout eine gewisse Leichtigkeit und Freude verleihst. Die Buchstaben darfst du absichtlich am Schlitz anschneiden. So verschmelzen sie besser zu einer Einheit.

4. Pause die Konturen des Brush Letterings mit einem Bleistift auf die Box ab. Um dieselbe Position beizubehalten legst du beide Schlitze (auf dem Papier und im Boxdeckel) übereinander. Lege dafür den Schlitz direkt auf den Schlitz.

5. Nun malst du alles mit den weißen uni POSCA Markern aus. Dafür ziehst du zuerst die Konturen mit dem feinen Marker nach und füllst dann die Flächen mit dem dicken Marker.

6. Füge je nach Wunsch noch grafische Elemente hinzu, wie etwa kleine Briefe mit Herzchen oder eine gestrichelte Linie als „Flugbahn“ der Hochzeitspost.

TIPPS & TRICKS

Das Hand Lettering und die Verzierung der Box kannst du natürlich auch mit Farben passend zur Hochzeitsdekoration bzw. des festlichen Gesamtkonzeptes gestalten.

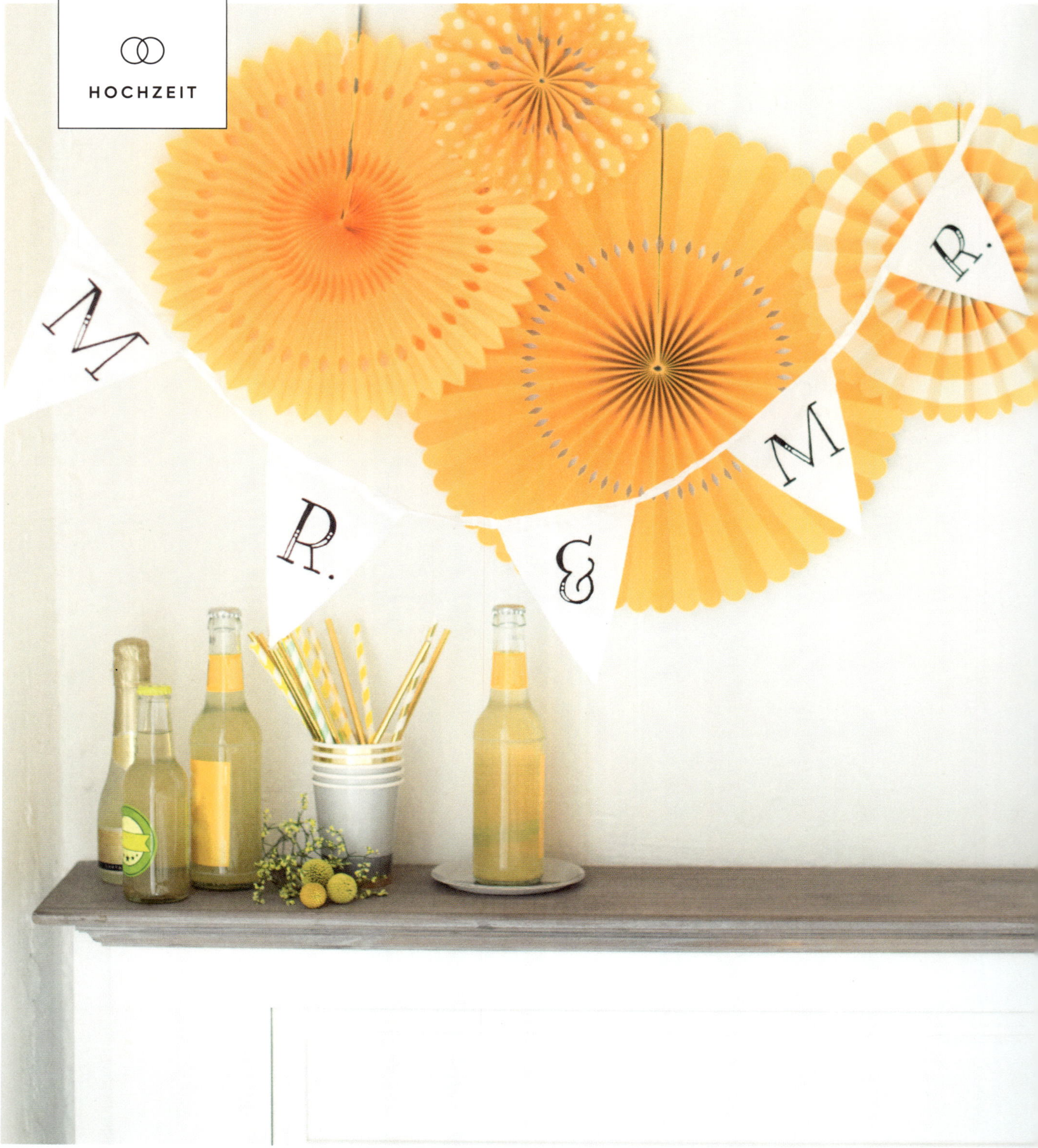
M
R.
&
M
R.

Willkommens-Wimpel

Girlanden werten jede Zimmerwand, Terrasse und jeden Garten auf, sorgen für eine feierliche Atmosphäre und machen selbst im Hintergrund von Hochzeitsfotos immer eine gute Figur. Kleine Botschaften lassen sich mit einfachen Hand-Lettering-Grundlagen schnell auf die festlichen Wimpel übertragen.

HOW-TO

1. Lettere die Initialen des Brautpaares oder „MR./MRS. & MR./MRS." als Serifen-Buchstaben direkt auf die Baumwollwimpel (siehe Kapitel „Serifen" in „Hand Lettering Alphabete"). Die Buchstabenform kannst du zunächst mit Bleistift ganz leicht vorzeichnen und mit dem schwarzen Textilmarker anschließend nachmalen. Arbeite in strichelnden, kurzen Bewegungen auf dem Stoff, um ihn nicht zu verziehen. Den Marker setzt du auch hier ganz senkrecht auf der Stoffoberfläche auf, um mit der Rundspitze möglichst exakt zu schreiben.

2. Sobald die schwarze Farbe getrocknet ist, kannst du mit dem kleinen Rundpinsel und der weißen Textilfarbe noch Akzente in die Buchstabenverdickungen setzen, z.B. Striche, Punkte oder Herzen. Danach lässt du alles mindestens 2–3 Stunden trocknen.

TIPPS & TRICKS

Soll die Wimpelkette eine dauerhafte Erinnerung bleiben oder z.B. vor Regen geschützt werden, musst du die Farbe fixieren. Bügle sie dafür linksseitig. Danach ist die Kette bis 60°C waschbar.

MATERIAL

- **Girlande mit Baumwoll-Wimpeln (z.B. von Fräulein K. sagt Ja)**
- **Rico-Design-Textilmarker, 3 mm (schwarz)**
- **Rico-Design-Textilfarbe (weiß)**
- **daVinci-Rundpinsel Nova Synthetics Größe 2**

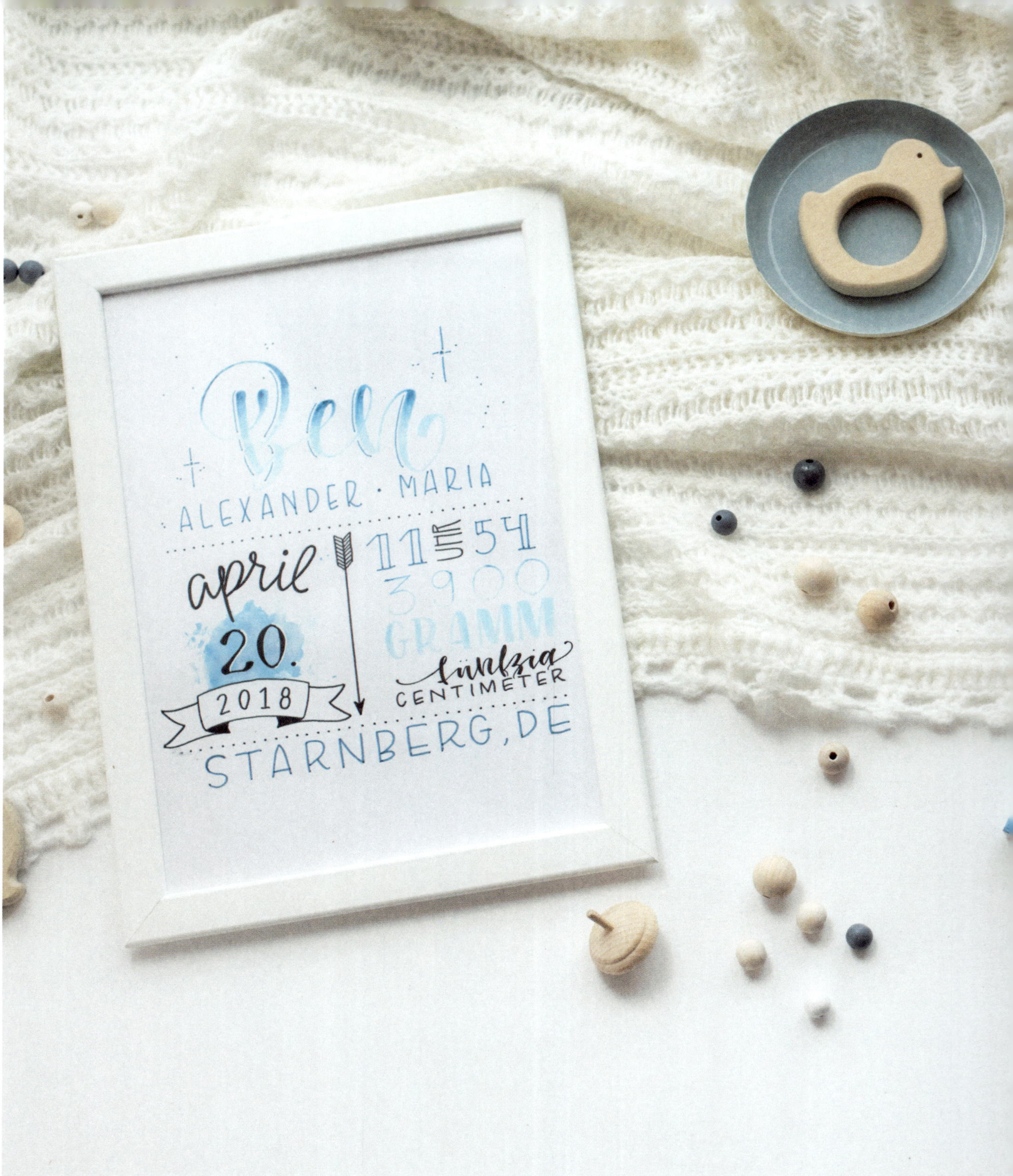
Ben
ALEXANDER · MARIA
april
20.
2018
11 UHR 54
3900
GRAMM
fünfzig
CENTIMETER
STARNBERG, DE

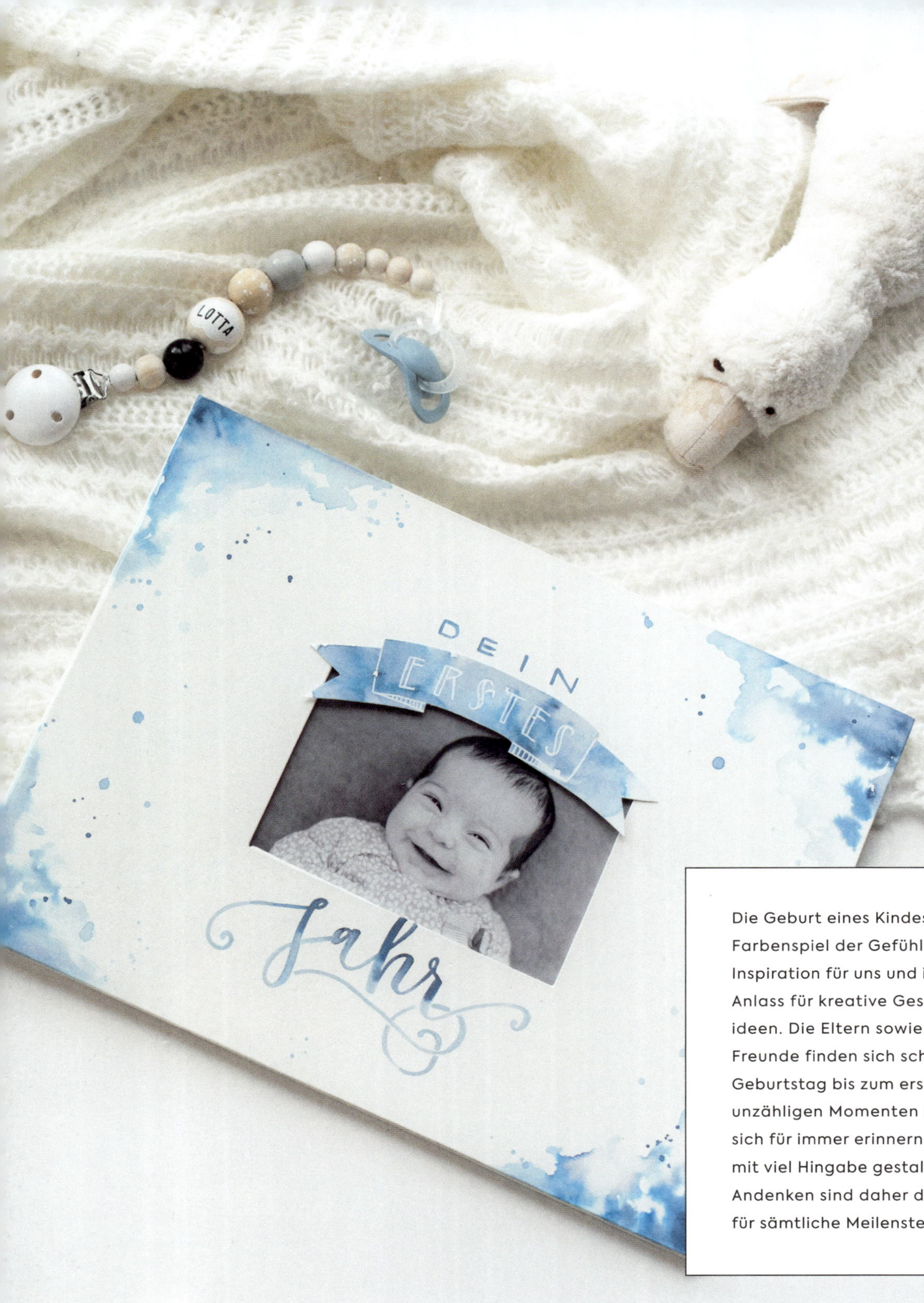

KIND

Die Geburt eines Kindes weckt in uns ein Farbenspiel der Gefühle. Kinder sind eine Inspiration für uns und immer wieder ein Anlass für kreative Geschenke und Bastelideen. Die Eltern sowie deren Familie und Freunde finden sich schließlich – vom ersten Geburtstag bis zum ersten Schultag – in unzähligen Momenten wieder, an die sie sich für immer erinnern möchten. Kleine, mit viel Hingabe gestaltete Präsente und Andenken sind daher die idealen Begleiter für sämtliche Meilensteine der Kindheit.

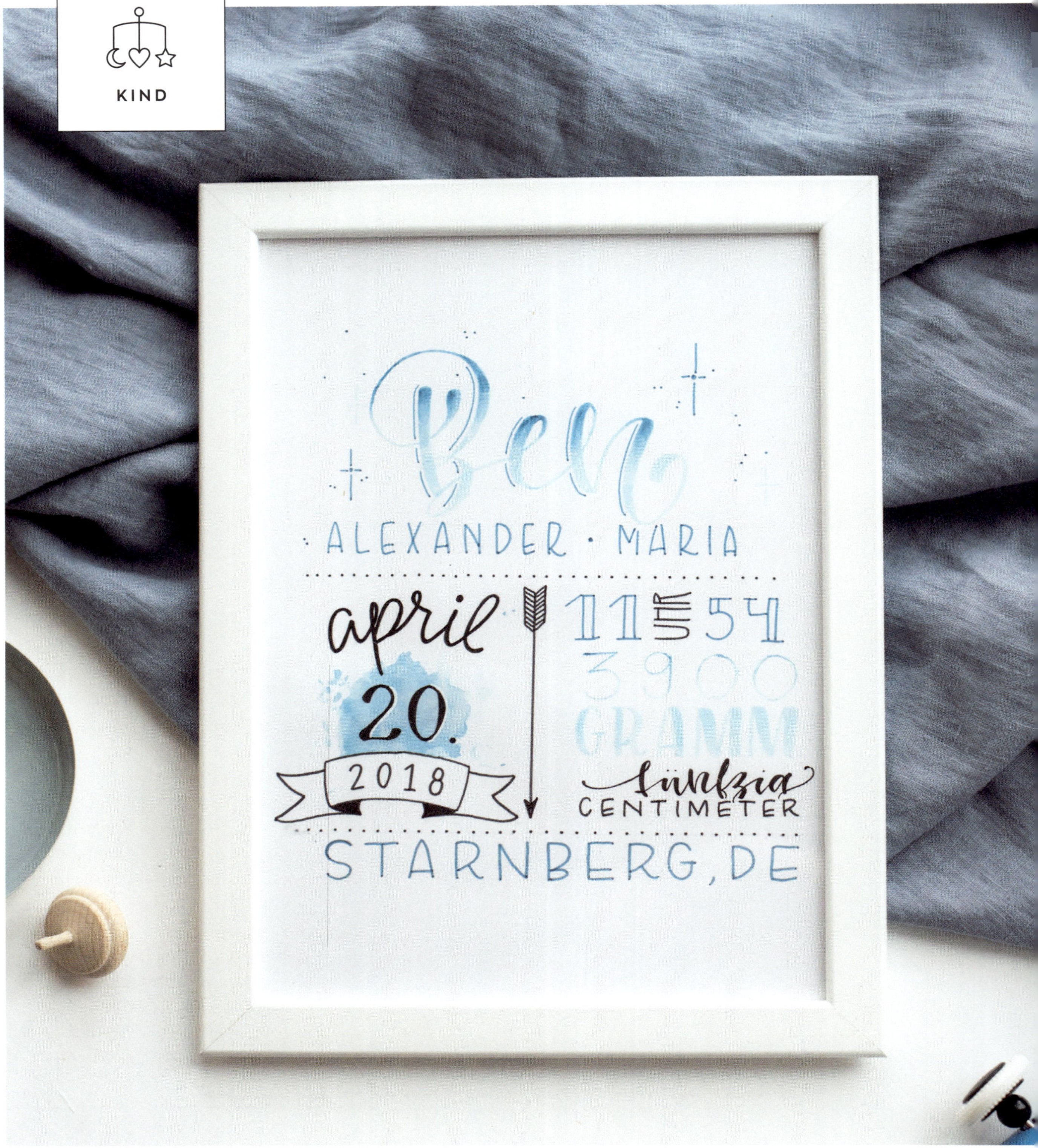
Ben
ALEXANDER · MARIA
april
20.
2018
11 UHR 54
3900
GRAMM
fünfzig
CENTIMETER
STARNBERG, DE

Hurra, hurra, Ben ist endlich da!

Einigen Tagen sollte man ein ganz besonderes Denkmal setzen. Ein selbst gestaltetes Poster zur Geburt des eigenen Kindes wird in nur wenigen Schritten zu einer gerahmten Erinnerung für die Ewigkeit. Als Mitbringsel zum ersten Besuch des neuen Familienmitglieds und Dekoration für das brandneue Babyzimmer eignet es sich ebenso wie als Andenken zur Taufe.

Idee von www.janinewulf.com

MATERIAL

- Bilderrahmen (z.B. FISKBO, 21×30 cm von IKEA)
- Canson-XL-BristolPapier
- Tombow Fudenosuke Brush Pen (hart)
- Tombow ABT Dual Brush Pen (schwarz, N25)
- Tombow ABT Dual Brush Pen in diversen Farben
- Tombow ABT Dual Brush Pen Blender
- uni-ball Signo Gel-Liner (weiß)
- glatte, transparente Aktenhülle
- Lineal
- Bleistift

HOW-TO

1. Entwirf zuerst ein Raster für dein Geburtsposter im DIN-A4-Format, in das du anschließend alle gewünschten Informationen, wie z.B. Name, Datum, Geburtsort, Gewicht, Größe oder Uhrzeit, eintragen kannst. Dafür zeichnest du mit Lineal und Bleistift die senkrechte Mittellinie ein und unterteilst von dort aus das Blatt weiter. Arbeite dabei mit Boxen für die einzelnen Bereiche, wie beim Entwerfen der sogenannten „Box-Layouts" für Lettering-Zitate. Definiere bereits in diesem Schritt auch für Banner oder ähnliche Elemente einen festen Bereich.

2. Übertrage das Raster auf ein Blatt dickes Canson-XL Bristol-Papier (siehe Seite 14).

3. Trage die Informationen von oben nach unten in unterschiedlichen Lettering-Stilen ein, z.B.:

→ Name: Brush Calligraphy mit vertikalem Blending mit der Pinselspitze eines Tombow ABT Dual Brush Pen und Blender (siehe „Vertikales Blending" im Buch „Hand Lettering Alphabete")

→ Zweitname(n): Sans Serif mit Filzstiftspitze eines Tombow ABT Dual Brush Pen

→ Datum: Monat in Script, Tag auf Aquarellfleck (siehe „Für echte Leseratten" auf Seite 50) mit weißem Schatten (uni-ball Signo Gel-Liner), Jahr in Banner, jeweils mit der Filzstiftspitze eines schwarzen Tombow ABT Dual Brush Pen

→ Uhrzeit: Sans Serif mit der Filzstiftspitze eines Tombow ABT Dual Brush Pen

→ Gewicht: Sans Serif mit der Pinselspitze eines Tombow ABT Dual Brush Pen

→ Größe: Brush Calligraphy mit Tombow Fudenosuke und Sans Serif mit der Filzstiftspitze eines schwarzen Tombow ABT Dual Brush Pen

→ Ort: Sans Serif mit der Filzstiftspitze eines Tombow ABT Dual Brush Pens

4. Als optische Trenner für die einzelnen Blöcke dienen z.B. (gepunktete/gestrichelte) Linien oder Pfeile.

TIPPS & TRICKS

Selbstverständlich kannst du auch einen farbigen Bilderrahmen oder ein anderes Format verwenden. Auf dem Bilderrahmen selbst kannst du wahlweise auch noch Wimpel, Pompons oder andere Elemente mit Heißkleber aufkleben.

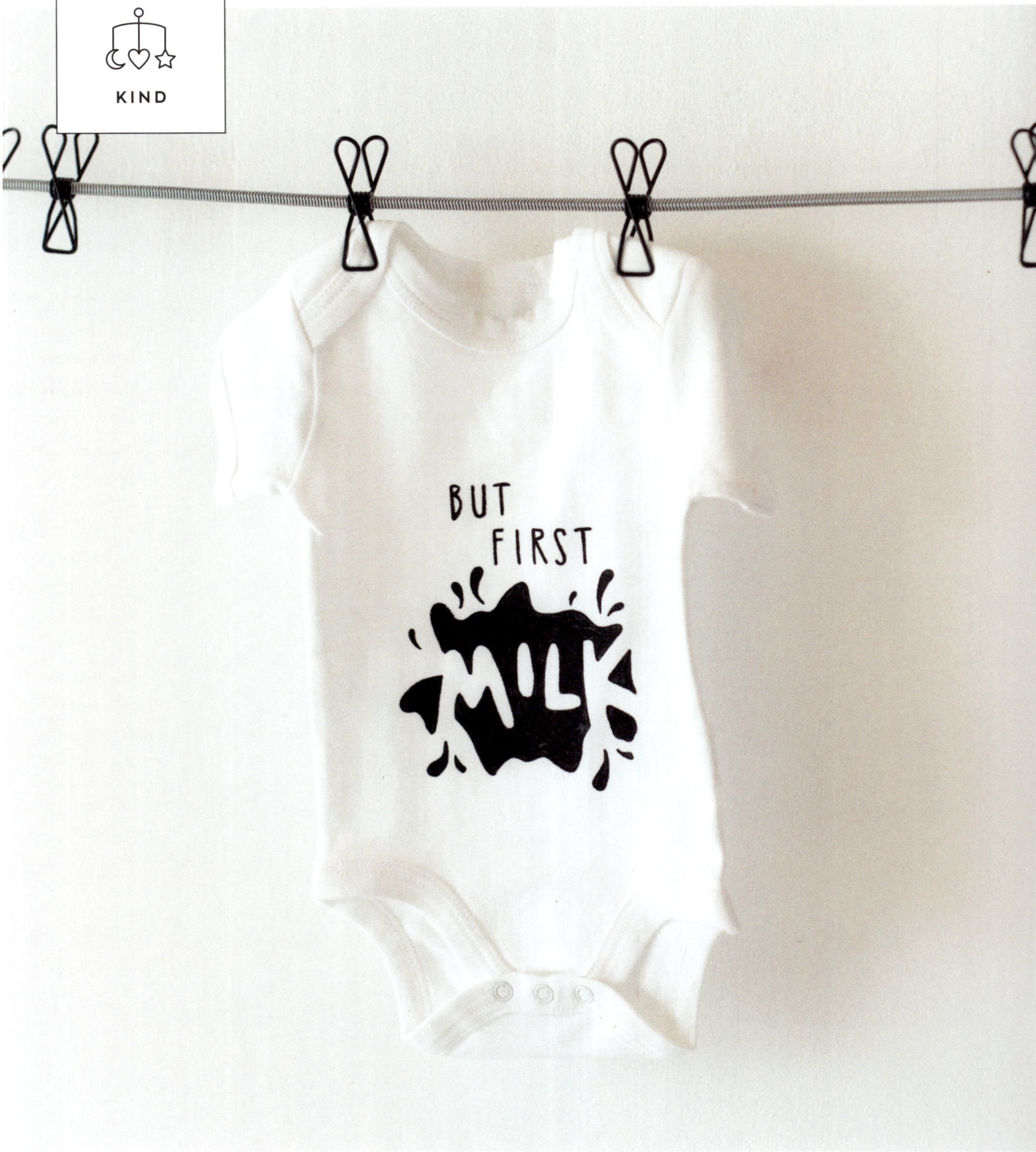
BUT
FIRST
MILK

But first ... milk!

„Oh, wie süß!" Zugegebenermaßen gelten diese Worte meist eher dem Neuankömmling als dessen Wäsche. Aber manche Bodys sind dank ihrer aufgedruckten Botschaften einfach zu schnuckelig. Ob fürs eigene Baby oder zur Babyshower, dieser Body mit der sehr eindeutigen Aufforderung macht was her. Und: Mit dem passenden T-Shirt „But first ... coffee" für Mama ist der Partnerlook gleich gesichert.

HOW-TO

1. Zeichne zuerst die Lettering-Gesamtkomposition aus den Sans-Serif-Worten „BUT FIRST" und dem Milchfleck mit „MILK" als Negativ-Blockbuchstaben darin auf Papier in der gewünschten Größe vor.

2. Lege sie dann auf die gewünschte Position auf den Body und schiebe das Kopierpapier zwischen den Stoff und die Vorlage. Das Motiv sollte dabei möglichst nicht verrutschen.
Die farbige Seite des Kopierpapiers ist diejenige, welche die Farbe auf den Stoff überträgt und dadurch das Lettering sichtbar werden lässt. Stelle auf die Ecken des Vorlage-Kopierpapierstapels bei Bedarf einen schweren Gegenstand, um die Gefahr des Verrutschens zu minimieren. Fahre mit dem Bleistift nun alle Konturlinien nach.

3. Lege mindestens ein Blatt Papier zwischen beide Stoffschichten und zeichne danach mit dem Pinsel und der Textilfarbe alles nach. Den Fleck malst du (als Rechtshänder) von links nach rechts aus, damit du die Hand immer aufsetzen kannst, ohne dabei etwas zu verwischen.

4. Alternativ kannst du die Kontur auf der Papiervorlage mit einem schwarzen Filzstift nachmalen und ein Light Pad unter den Body schieben. Die Vorlage schiebst du zwischen die Vorder- und Rückseite des Bodys und stellst das Light Pad auf die hellste Stufe. So siehst du die schwarzen Linien durch den weißen Stoff und kannst sie mit dem Pinsel und der Textilfarbe nachzeichnen.

5. Bügle das Motiv nach dem Trocknen (ca. 6 Stunden) etwa 5 Minuten von links, jedoch ohne Dampf. Erst jetzt ist die Farbe bis 40° C waschmaschinenfest. Bitte wasche und bügle den Body aber weiterhin stets linksseitig!

MATERIAL

- **Baby-Body, kurzarm in 100% Biobaumwolle**
- **Burda-style-Kopierpapier**
- **Rico-Design-Textilfarbe (schwarz)**
- **Rico-Design-Textilpinsel, Rundpinsel Größe 1**

TIPPS & TRICKS

Du solltest den Body vor dem Lettering einmal ohne Weichspüler auswaschen, damit die Stofffasern die Farbe besser aufnehmen können. Für weichen Stoff eignen sich generell Pinsel und Textilfarbe besser als Textilmarker, welche mit ihrer harten Spitze die Stofffasern nur aufrauen und keine feinen Linien erlauben.

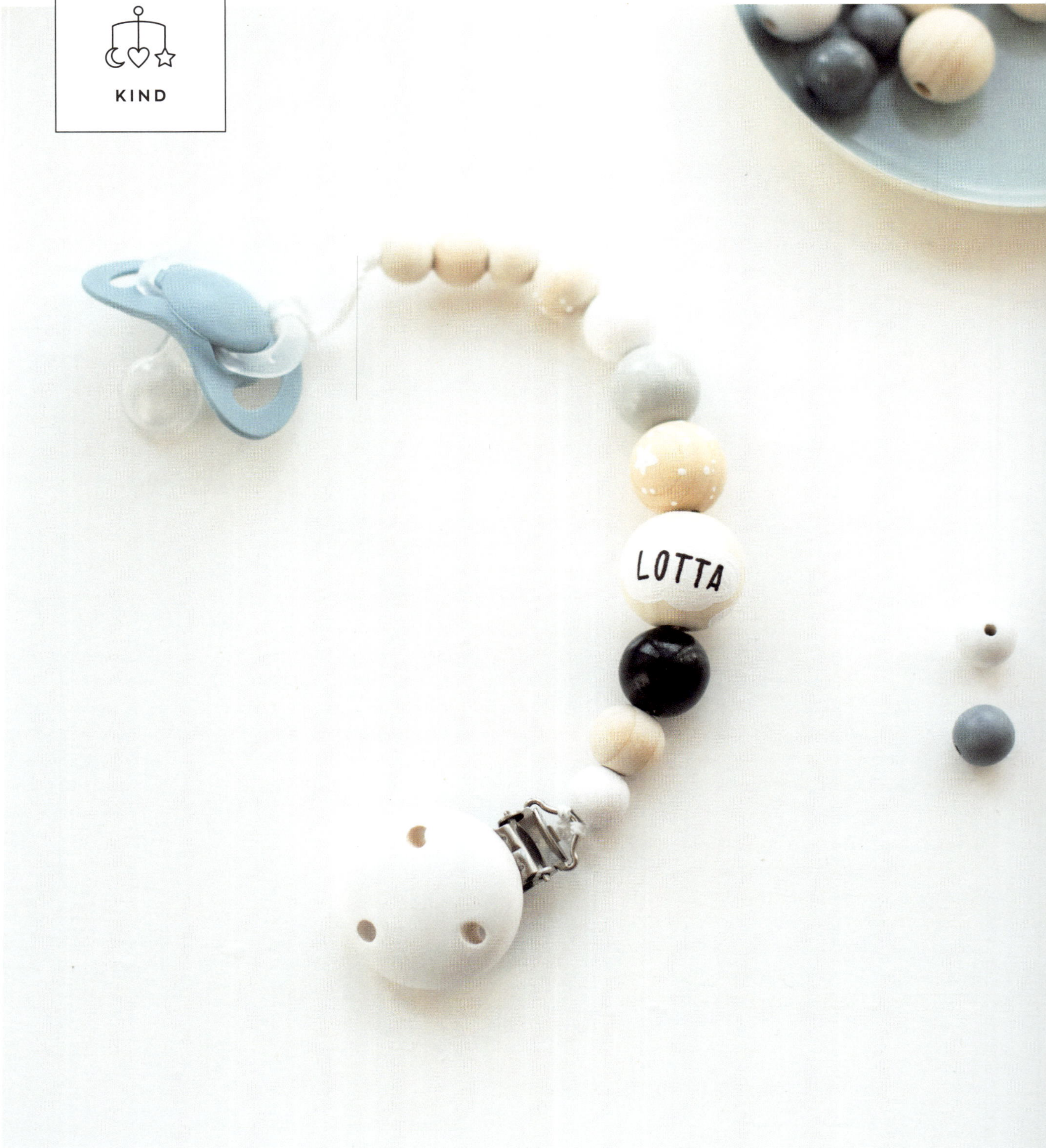
LOTTA

Nie mehr ohne deinen Schnuller!

Schnullerketten sind echte Heilsbringer. Sie verhindern Katastrophen, trocknen Tränen und bewahren Eltern und Kind gleichermaßen vor Panikanfällen. Mama und Papa wollen sie nie missen müssen, denn es wäre ein Leben auf der endlosen Suche nach verschollenen Schnullern. Und für die Frage „Welchem Kind gehört denn nun welcher Nuckel?“ bietet diese Projektidee eine Lösung. Das perfekte Geschenk also für jeden mit Baby.

Idee von www.illyand-mommy.com, Material-Empfehlungen von www.amomsworldshop.de

MATERIAL

- reißfeste PP-Schnur (weiß)
- diverse, speichelfeste Holzkugeln, 12-23 mm
- Schnullerclip (weiß)
- speichelfeste Acrylfarbe (weiß)
- daVinci-Nova-Synthetics-Rundpinsel Größe 2/0
- uni POSCA PC-1MR pin type, 0,7 mm (schwarz)
- speichelfester Klarlack
- Schere
- Feuerzeug

HOW-TO

1. Male mit dem kleinen Rundpinsel in der Größe 2/0 und der weißen Acrylfarbe eine Wolke oder eine andere Form, z.B. eine Sprechblase oder ein Herz, auf eine der großen Holzkugeln mit einem Durchmesser von 23 mm. Danach gut trocknen lassen. Mit dem angepumpten, schwarzen uni POSCA Marker schreibst du anschließend den Namen des Kindes in schlanken Sans-Serif-Großbuchstaben in das weiße Motiv. Setze dabei die feine Nadelspitze senkrecht auf der runden Kugeloberfläche auf und überziehe alles nach dem Trocknen mit dem matten Klarlack.

2. Kleinere Holzkugeln kannst du je nach Belieben, z.B. passend zum „Himmelsmotto“, noch mit Sternen und Punkten verzieren.

3. Bilde aus der reißfesten PP-Schnur eine Schlaufe für die Schnullerbefestigung und verknote diese gut. Nun die Kugeln nacheinander der Größe nach auffädeln, wobei die dickste Kugel unterhalb der Mitte platziert werden sollte. Achtung: Die Gesamtlänge der Schnullerkette (ohne Clip) darf laut „Schnullerkettenverordnung“ DIN EN 12586 nicht länger als 22 cm sein!

4. Fixiere den Clip am unteren Ende der Kette. Dafür musst du ihn zunächst doppelt verknoten, die überschüssige PP-Schnur mit der Schere abschneiden und diese anschließend mit dem Feuerzeug kurz anschmelzen (= flüssig werden und kurz abkühlen lassen, dann mit der Schere platt drücken).

TIPPS & TRICKS

Wenn du keine Holzkugeln in der passenden Farbe findest, kannst du auch selbst naturbelassene Holzkugeln rundherum mit speichelfester Acrylfarbe bemalen. Fixiere die Kugeln dafür am besten auf einem Schaschlikspieß und stecke sie zum gleichmäßigen Trocknen anschließend in Styropor.

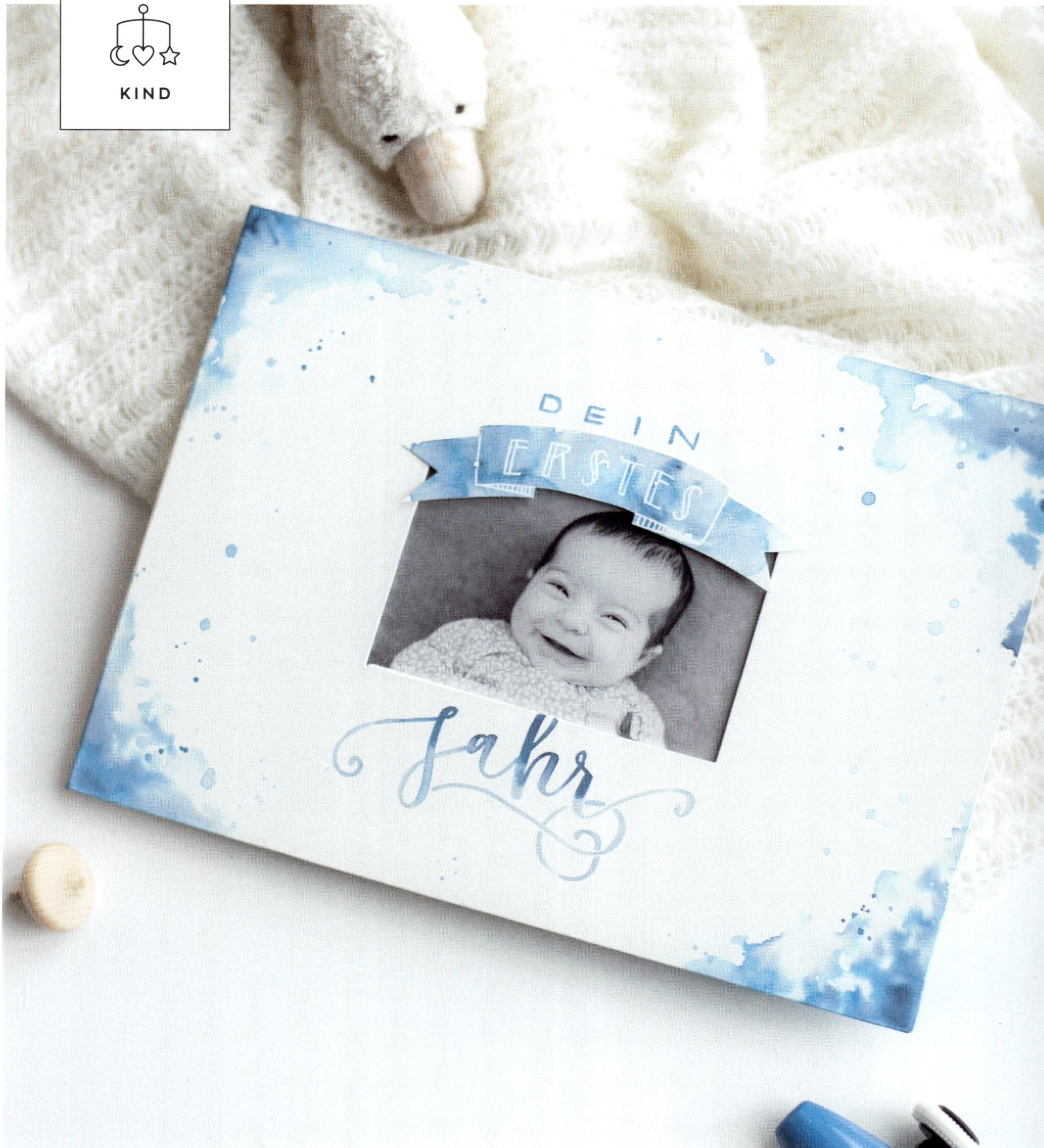
DEIN
ERSTES
Jahr

Dein erstes Jahr

Der erste Blick in die großen Augen, das erste Lächeln, der erste Krabbelversuch. Diese und viele weitere unvergessliche Baby-Momente will man am liebsten wieder und wieder erleben. Ein Fotoalbum trägt kleine und große Augenblicke im Leben des Neugeborenen liebevoll zusammen und wird dank Hand Lettering zu einem echten Schmuckstück im Bücherregal.

HOW-TO

1. Füge zuerst die Aquarellflecken auf dem Fotoalbum hinzu, da diese die längste Trocknungszeit benötigen. Dafür arbeitest du mit der sogenannten Nass-in-Nass-Technik aus der professionellen Aquarellmalerei, d.h. dass nasse Farben auf einen nassen Maluntergrund aufgetragen werden, damit sie besonders gleichmäßig verlaufen und sich keine harten Kanten bilden.

2. Fülle ein paar Tropfen der vier verschiedenen flüssigen, blauen Aquarellfarben von Ecoline mit einer Pipette in jeweils ein Loch in der Mischpalette. Mische nach Belieben aus den vier Blautönen weitere Farben oder verdünne sie mit Wasser zu helleren Farbabstufungen. Beginne an einer Ecke des Einbands damit, diesen mit dem daVinci-Cosmotop-Spin-Rundpinsel Größe 5 und klarem Wasser zu benetzen. Dann tupfst du (nicht streichen!) mit den helleren Farbtönen in die nasse Fläche. Ergänze nun die dunklen Akzente. Und jetzt: Geduld, Geduld, Geduld! Aquarellfarbe reagiert erst mit der Zeit. Vorausgesetzt du hast genug Wasser verwendet, werden die gleichmäßigen Flecken nach und nach ganz von allein entstehen.

3. Ergänze eventuell noch ein paar Farbspritzer, wofür du den mit Farbe geladenen Pinsel auf den Fingerrücken klopfst. Lasse alles gut trocknen!

4. Erstelle währenddessen mit derselben Technik das Aquarellbanner. Fülle die Fläche auf dem Tombow-Aquarellpapier mit Aquarellflecken in denselben Farben und lass sie trocknen. Zeichne dann ein Banner mit dem Bleistift vor und schneide es aus. Nun die Linien des Schmuckelements mit dem weißen Gel-Liner nachfahren und „ERSTES" in Sans-Serif-Großbuchstaben in das Banner lettern. Mit dem Maxi Power Tape kannst du es jetzt an der oberen Kante des Passepartouts aufkleben.

5. Schreibe die Wörter „DEIN" und „Jahr" mit Bleistift auf den Einband vor (Sans Serif und Script), radiere sie leicht aus und male sie danach mit dem kleineren daVinci-Nova-Synthetics-Rundpinsel der Größe 0 und den Ecoline-Aquarellfarben nach. Das Wort „Jahr" kannst du mit dem Pinsel in Brush Calligraphy gestalten und dabei zwei Farben vertikal verblenden (siehe Kapitel „Blending" in „Hand Lettering Alphabete"). Eine schnörkelige Verzierung unterstreicht dein Lettering noch.

TIPPS & TRICKS

Für die Aquarelleffekte auf dem Album brauchst du kein spezielles Aquarellpapier. Allerdings sollte der Einband aus festem, strukturiertem Papier bestehen, z.B. Büttenpapier oder Karton. Beschichtetes oder normales, glattes Papier kann die Farbe und das Wasser nicht halten, eine Nass-in-Nass-Technik ist darauf nicht möglich. Teste es im Zweifelsfall vorher auf der Rückseite. Alternativ kannst du den Einband auch mit Aquarellpapier und Sprühkleber beziehen.

MATERIAL

- **weißes Fotoalbum mit strukturiertem Papier und Passepartout, (für die Vorlage ca. 33,5 × 24,7 cm)**
- **Tombow-Aquarellblock, satiniert, 300 g/m²**
- **Schere**
- **Tombow Maxi Power Tape**
- **uni-ball Signo Gel-Liner (weiß)**
- **daVinci-Cosmotop-Spin-Rundpinsel Größe 5**
- **daVinci-Nova-Synthetics-Rundpinsel Größe 0**
- **Royal Talens Ecoline flüssige Wasserfarbe, 533/506/578/580**
- **Mischpalette**
- **evtl. Pipette**
- **frisches Wasser**

KIND

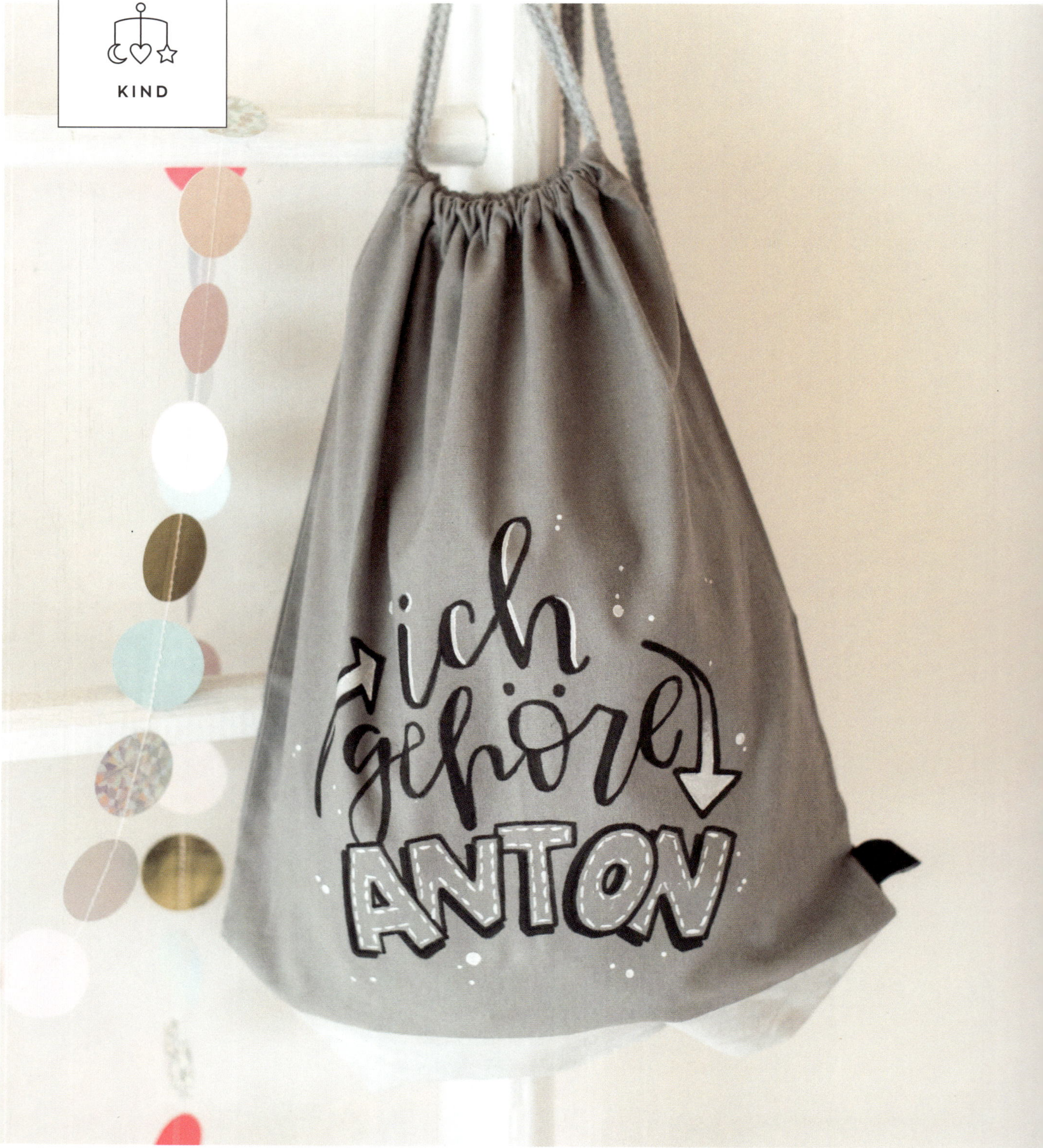

Vergiss mich nicht!

Die Butterbrotdose fürs Frühstück, ein Paar frische Socken, und das heißgeliebte Kuscheltier darf natürlich auch nicht fehlen. Sobald der Nachwuchs in die Kita geht, findet sich jeden Morgen ein Sammelsurium an unverzichtbaren Gegenständen auf dem Küchentisch zusammen. Dann ist es Zeit für die erste eigene Tasche – und mit dem Namen des Kindes darauf, kommt auch garantiert nichts abhanden.

HOW-TO

1. Zeichne das Gesamtlayout zuerst in der gewünschten Größe auf Papier vor. Dafür schreibst du „ich gehöre" im Brush-Lettering-Stil groß mit einer Buchstabenhöhe von ca. 6–7 cm direkt untereinander. Lettere den Namen des Kindes in Blockbuchstaben mittig in die Zeile darunter. Die Buchstaben können dabei leicht schief und überlappend stehen – das gefällt ganz sicher jedem Kind! Füge 1–2 Pfeile von „ich" zum Namen hinzu, um die Schrift aufzulockern.

2. Lege alles auf die richtige Position auf den Turnbeutel und schiebe das Kopierpapier zwischen den Stoff und die Vorlage. Das Motiv sollte dabei möglichst nicht verrutschen. Die farbige Seite des Kopierpapiers ist diejenige, welche die Farbe an den Stoff abgibt und dadurch das Lettering sichtbar werden lässt. Am besten ist es, wenn du auf die Ecken des Vorlage-Kopierpapierstapels einen schweren Gegenstand stellst, um die Gefahr des Verrutschens zu verringern. Fahre mit dem Bleistift alle Konturlinien nach.

3. Schiebe mindestens ein Blatt Papier zwischen beide Stoffschichten. Danach malst du mit dem schwarzen Textilstift zuerst alle Buchstaben und Konturen nach und füllst anschließend das Brush Lettering aus. Verpasse den Blockbuchstaben mit dem Stift auch noch einen harten Schlagschatten auf der linken Seite der Konturen, damit der Name optisch hervortritt.

4. Sobald die schwarze Farbe getrocknet ist, fügst du mit dem Rundpinsel und der weißen Textilfarbe einzelne Punkte rund um das Motiv hinzu und malst die Pfeile aus. Die Farbe kannst du für einen besonderen Effekt in den Pfeilen nach oben bzw. unten hin „verblenden". Dafür arbeitest du ab der Hälfte der Fläche nur noch mit der Restfarbe auf dem Pinsel weiter – in eine Richtung! Tupfe mit dem Flachpinsel senkrecht gestrichelte Linien in die Blockbuchstaben, damit es aussieht wie eine Steppnaht.

5. Nach dem Trocknen (ca. 6 Stunden) bügelst du für zirka 5 Minuten von links. Benutze dabei keinen Dampf. Erst jetzt ist die Farbe bis 40° C waschmaschinenfest. Du solltest den Turnbeutel auch weiterhin linksseitig waschen und bügeln.

TIPPS & TRICKS

Wenn du möchtest, kannst du den unteren Rand des Turnbeutels noch weiß hervorheben. Dazu klebst du die gewünschte Höhe des Streifens mit Malerkrepp ab, drückst das Krepp gut an und füllst dann mit dem Flachpinsel und der Textilfarbe den Stoff deckend aus.

MATERIAL

- **grauer Stoffturnbeutel**
- **edding 1340 brushpen (Farbe beliebig)**
- **Burda style Kopierpapier**
- **Rico-Design-Textilstift, 3 mm (schwarz)**
- **Rico-Design-Textilpinsel, Rundpinsel Größe 1**
- **Rico-Design-Textilpinsel, Flachpinsel Größe 6/8**
- **Rico-Design-Textilfarbe (weiß)**
- **Malerkrepp**

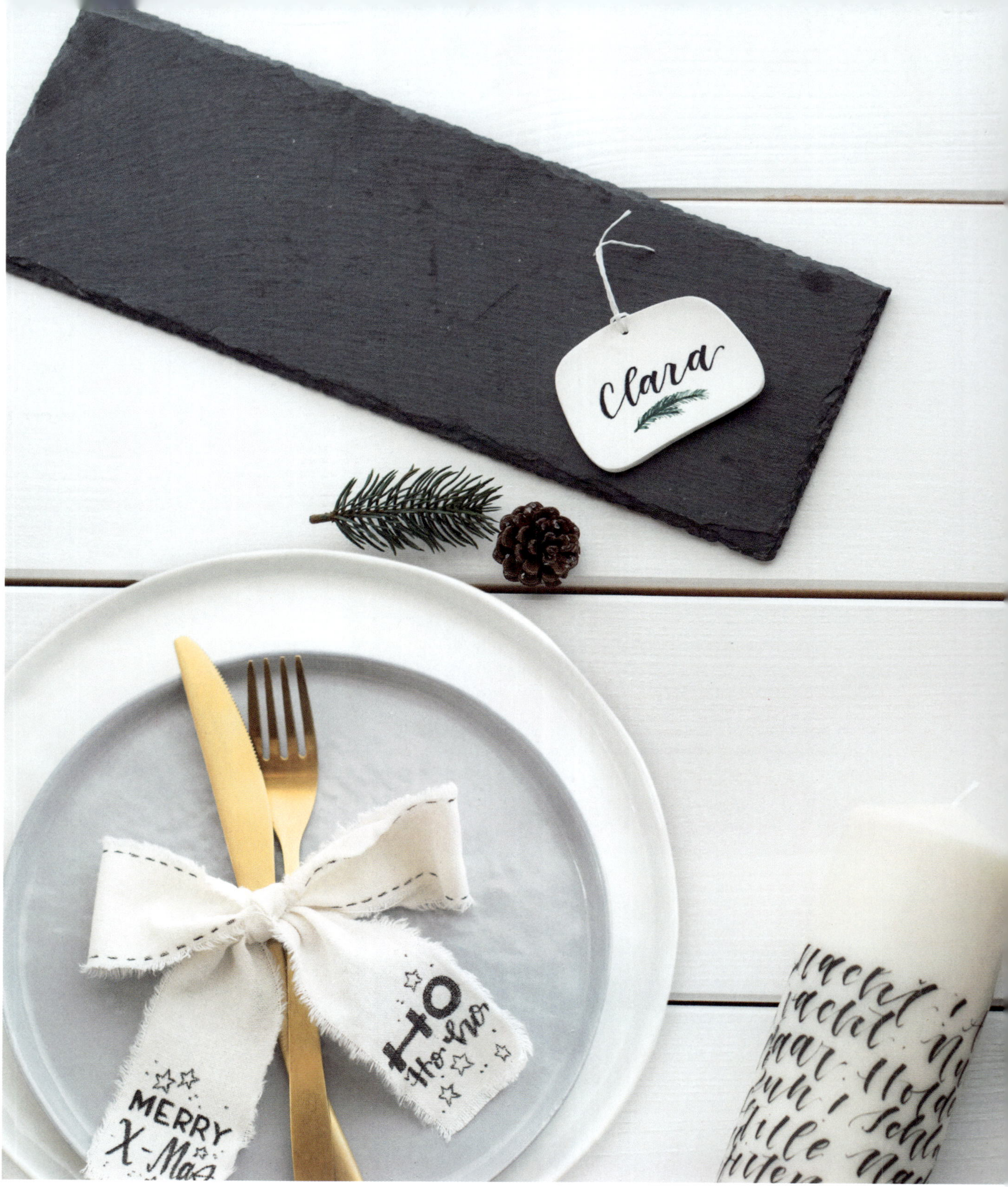
Clara
HO
Ho ho
MERRY

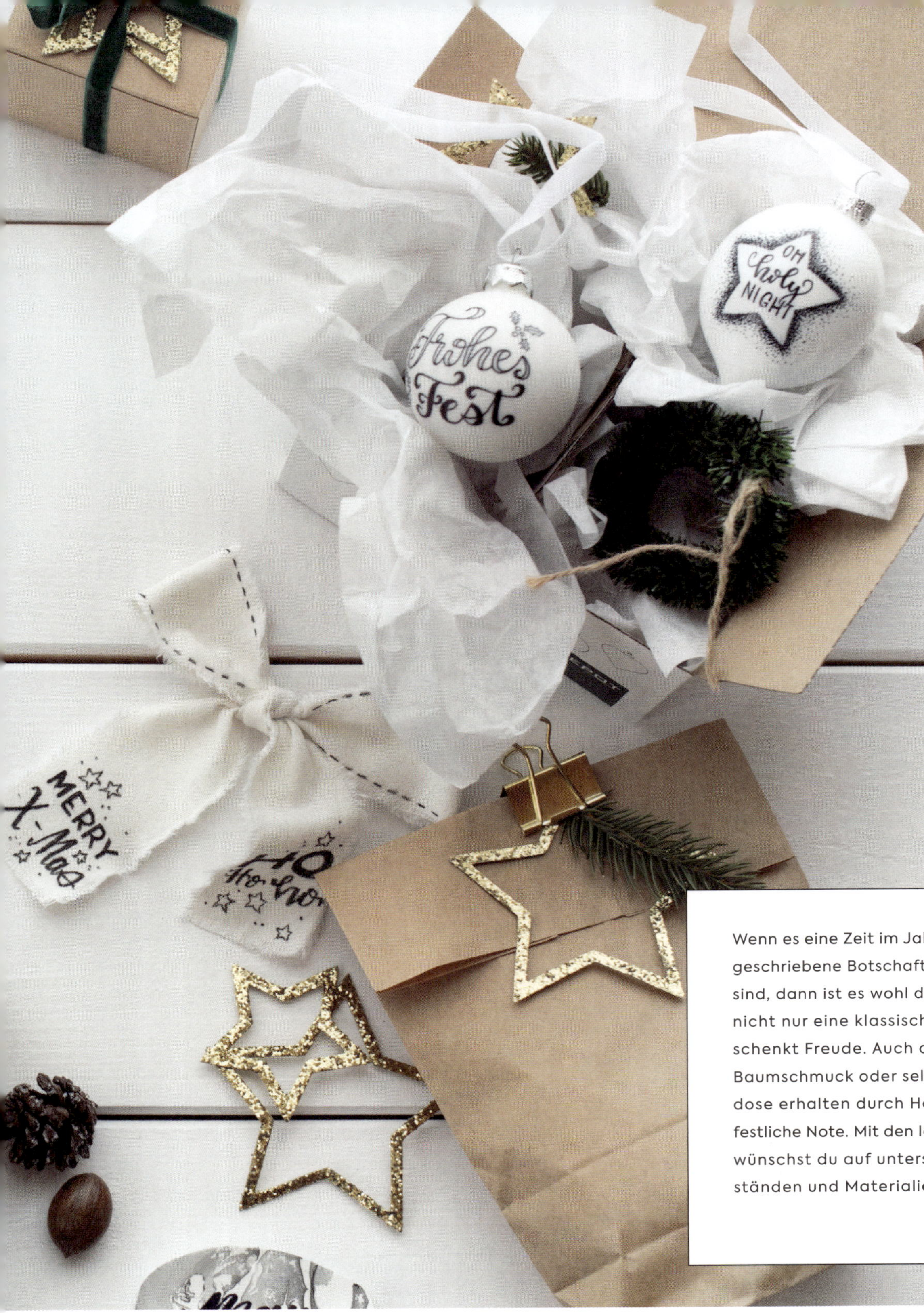

WEIHNACHTEN

Wenn es eine Zeit im Jahr gibt, in der handgeschriebene Botschaften unverzichtbar sind, dann ist es wohl die Adventszeit. Doch nicht nur eine klassische Weihnachtskarte schenkt Freude. Auch die Adventskerze, der Baumschmuck oder selbst die gute alte Keksdose erhalten durch Hand Lettering eine festliche Note. Mit den Ideen in diesem Kapitel wünschst du auf unterschiedlichen Gegenständen und Materialien ein „Frohes Fest".

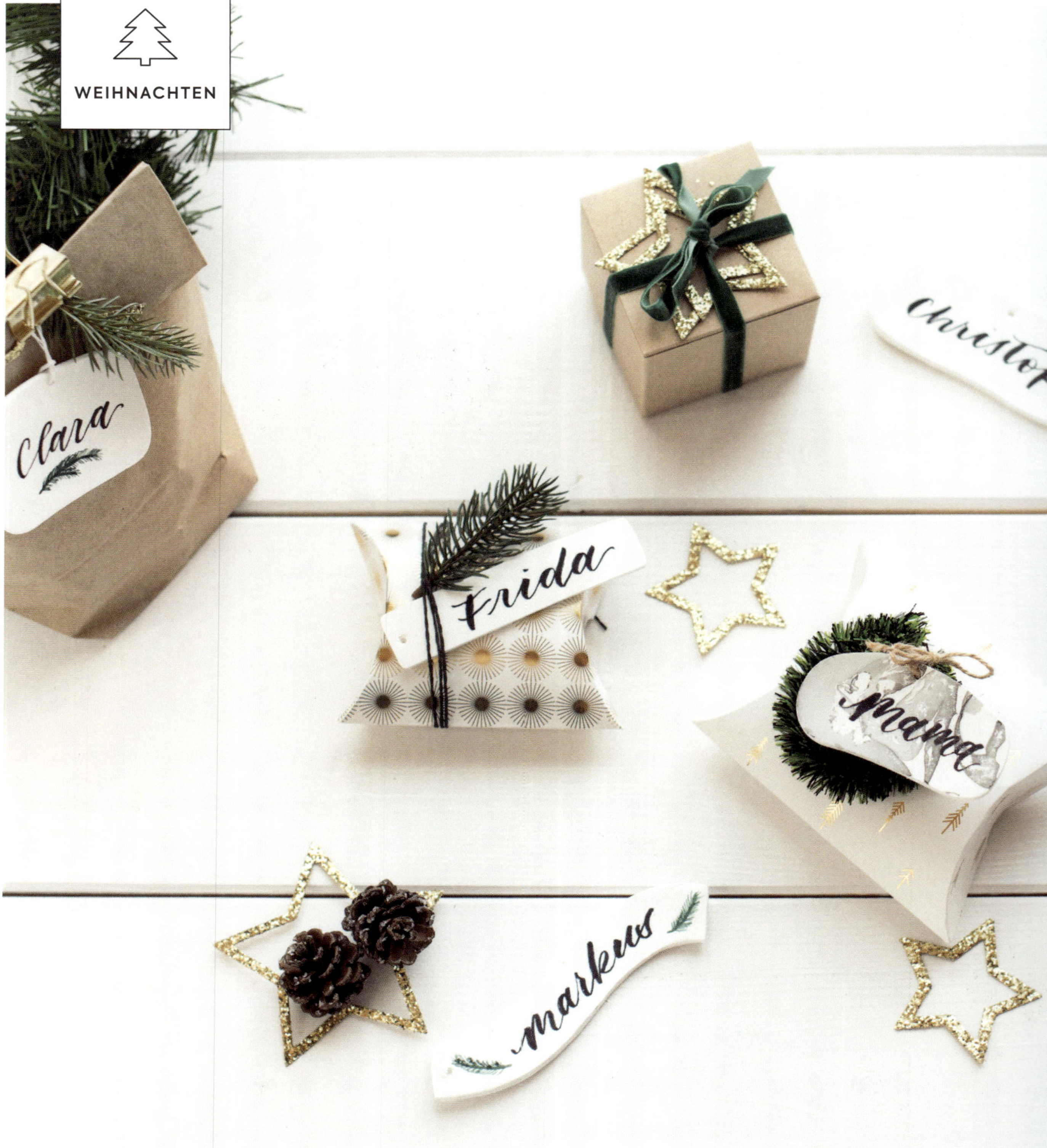
Clara
Frida
mama
markus

Schön anhänglich

Geschenkanhänger landen meist nach der Bescherung mit dem Rest der Verpackungen im Altpapier. Dieses traurige Schicksal bleibt diesen robusten und lang haltbaren Fimo-Anhängern zum Glück erspart! Es wäre ja auch viel zu schade, die persönlichen Anhänger im skandinavischen Look nicht aufzuheben.

HOW-TO

1. Knete das Fimo weich und rolle es mit dem Nudelholz auf einer glatten Oberfläche (z. B. Glas- oder Plastikschneidebrett) aus. Die Fimo-Platte sollte nicht dünner als 5–7 mm sein, sonst können sich die Anhänger während der Trocknung verbiegen. Keine Sorge: Ihr Gewicht ist durch Fimo „air light" ohnehin sehr gering.

2. Mit einem scharfen Messer schneidest du nun abgerundete Rechtecke für die Anhänger aus. Die Kanten dürfen auch ungerade sein, das macht schließlich den besonderen Charme von Handgemachtem aus! In die Mitte einer der beiden längeren Seiten bohrst du nun mit dem stumpfen Ende des Schaschlikspießes ein Loch für die spätere Aufhängung.

3. Die Anhänger sollten 24 Stunden trocknen oder in der Mikrowelle laut Angaben auf der Verpackung gebrannt werden. Anschließend kannst du die Ränder mit einer flexiblen Feile noch glätten.

4. Mit dem schwarzen Kuretake-Zig-Brush-Pen letterst du den gewünschten Namen im Brush-Lettering-Stil auf den Anhänger. Wichtig: Drücke dabei nicht zu stark auf. Für mehr Deckkraft ist es besser den Schriftzug ein zweites Mal nachzufahren.

5. Je nach Belieben kannst du nun unter den Namen noch einen grünen Tannenzweig aufmalen – am besten mit einem dünnen Pinsel und Gouache- oder Acrylfarbe.

6. Mit dem Bäckergarn und goldenen Wire Clips kannst du die persönlichen Anhänger am Geschenk befestigen.

MATERIAL

- **Fimo air light (weiß)**
- **Nudelholz**
- **scharfes Messer**
- **Schaschlikspieß**
- **Feile**
- **Kuretake Zig Clean Color Real Brush (schwarz)**
- **Bäckergarn**
- **Wire Clips (gold)**

TIPPS & TRICKS

Die Fimo-Anhänger können nach dem Trocknen und vor dem Beschriften mit Aquarell- oder Marmorierfarben grundiert werden.

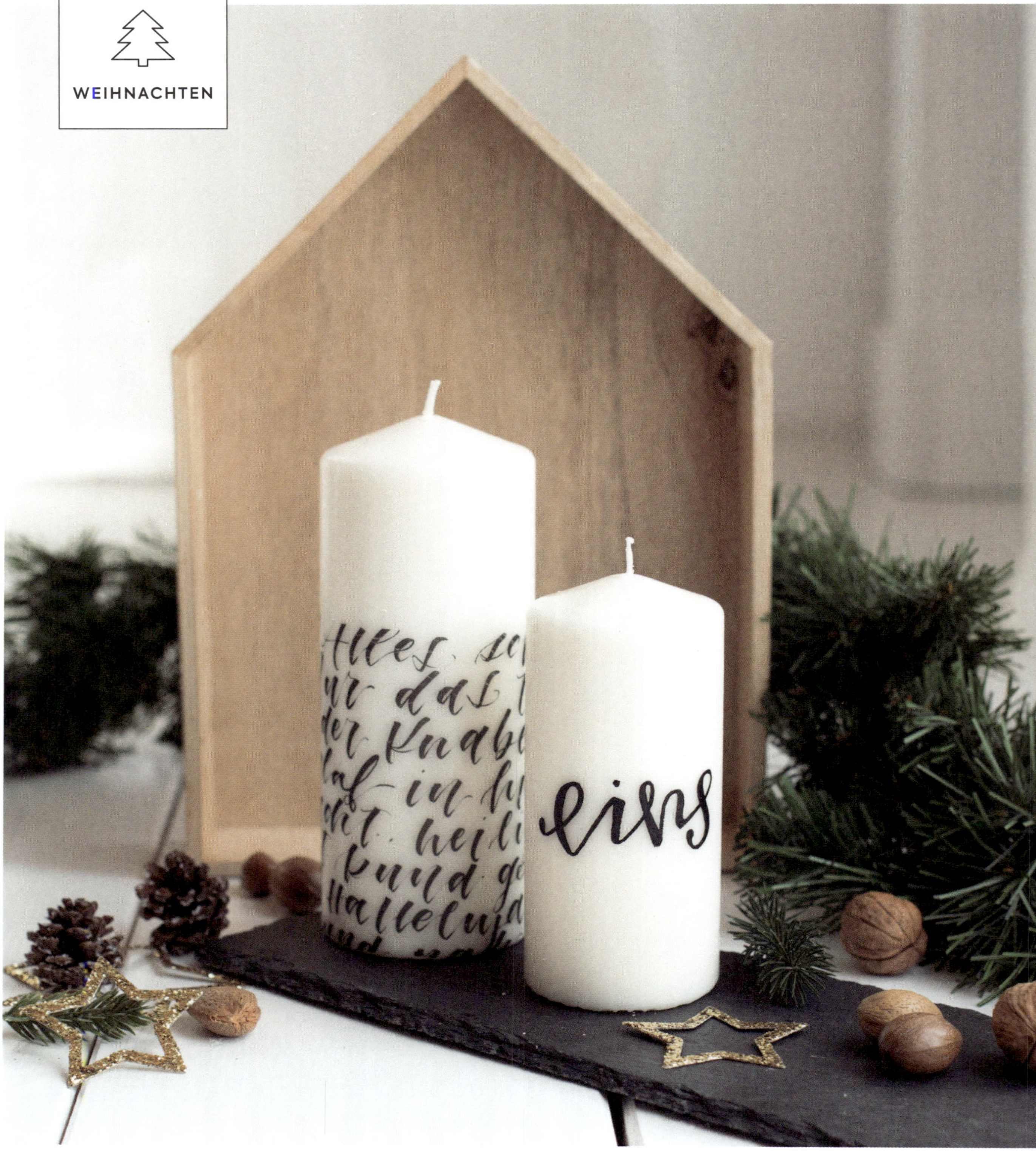
eins

Advent, Advent, ein Lichtlein brennt ...

Adventszeit und Weihnachten ohne Kerzen? Geradezu undenkbar. Das Flackern des Kerzenlichts verleiht dem festlich geschmückten Zuhause schließlich erst den letzten Schliff. Außerdem sind solche eigens gestalteten Kerzen das perfekte Mitbringsel in der kalten Jahreszeit.

HOW-TO

Variante 1 „Eins“

1. Direkt aus der Tube ist mit dem Rayher-Wachs-Liner nur ungenaues Arbeiten möglich. Besser ist es, das flüssige Wachs auf einen Untergrund zu geben (z. B. auf einen Pappteller).

2. Mit dem Rundpinsel kannst du nun eine geringe Wachsmenge aufnehmen und „eins“ (1. Advent) im Brush-Lettering-Stil auf die Kerze schreiben – frei Hand, oder mit einer Vorlage aus Papier (siehe Seite 14). Lege die Kerze dafür in deinen Schoß und fixiere sie beim Schreiben mit dem Handballen.

3. Entferne überschüssiges Wachs immer wieder vom Pinsel, damit die dünne Spitze nicht verklumpt und weiterhin feine Linien möglich sind.

4. Wasche den Pinsel anschließend gut aus und lasse die Kerze mindestens 24 Stunden trocknen.

Variante 2 „Stille Nacht, Heilige Nacht“

1. Messe Umfang und Höhe der Kerze für die Breite und Höhe des Letterings. Zeichne einen Rahmen in der entsprechenden Größe mit Bleistift auf ein Blatt.

2. Lettere den Liedtext von „Stille Nacht“ mit dem Tombow Fudenosuke als Bounce Brush Lettering in den Rahmen. Lass die Buchstaben tanzen, aber achte auf gleichmäßige Abstände zwischen den Wörtern und Zeilen. Es sollten weder große Weißräume noch Überlappungen entstehen.

3. Scanne das fertige Lettering ein und passe bei Bedarf alles mit einem Bildbearbeitungsprogramm an. Mittels der Tonwertkorrektur kannst du die Schwarzwerte anheben.

4. Drucke das Ergebnis nun auf ein Blatt der Wasserschiebefolie – laut Verpackungsanleitung – im Laserdrucker aus.

5. Schneide den Druck entlang des Rahmens aus. Wenn du die Schriftcollage oben und unten beschneidest, erhöht diese optische Kante die Spannung des Gesamtbildes.

6. Lege die ausgeschnittene Folie mit der bedruckten Seite nach oben ins Wasser. Benetze auch die Kerze mit Wasser. Sobald sich die Folie vom Trägerpapier löst, legst du sie auf die Kerze (die quer auf deinem Schoß liegt). Fixiere die Folie durch vorsichtiges Herausstreichen des Wassers um die Kerze herum. Achte darauf, dass keine Falten entstehen. Anschließend gut trocknen lassen.

TIPPS & TRICKS

Das Aufbringen der Folie ist mit kleinen Letterings leichter – und du kannst diese wiederum zu einer Gesamtkomposition kombinieren! Das funktioniert auch auf Keramik, Glas oder Holz!

MATERIAL

Variante 1 „Eins“

- **weiße, unlackierte Stumpenkerze**
- **Rayher-Wachs-Liner, Flüssigwachs (schwarz)**
- **daVinci-Rundpinsel Nova Synthetics Größe 1**

Variante 2 „Stille Nacht, heilige Nacht“

- **weiße, unlackierte Stumpenkerze**
- **Tombow Fudenosuke Brush Pen (hart)**
- **Scanner**
- **Laserdrucker**
- **Wasserschiebefolie, transparent (z. B. SKULLPAPER)**
- **Schere**
- **flache Schale mit Wasser**

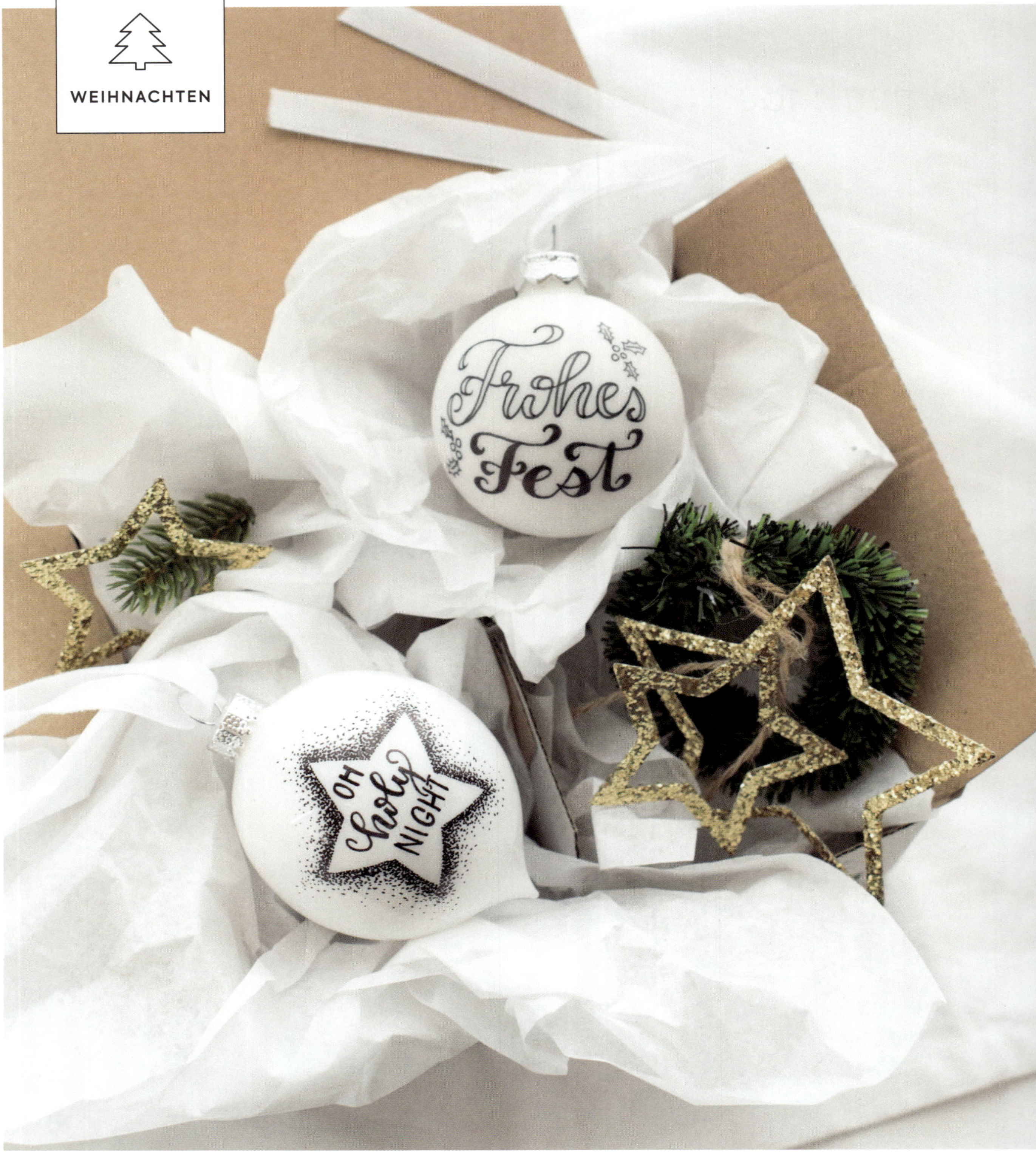
Frohes Fest
OH holy NIGHT

Kugelrunde Weihnachten

Alle Jahre wieder holt man sie aus den Tiefen der Weihnachtskisten hervor, sucht für sie den idealen Platz am Christbaum und bewundert, wie sie still zwischen den Ästen baumelt. Die Weihnachtsbaumkugel ist – ganz klar – ein dekoratives Muss beim alljährlichen Baumschmücken. Aber auch als eleganter Geschenkanhänger macht sie sich gut.

MATERIAL

Variante 1 + 2

- **weiße Christbaumkugeln (matt oder glänzend)**
- **edding 141F permanent pen, 0,6 mm (schwarz)**
- **Bleistift (2B)**

HOW-TO

Variante 1 „Frohes Fest“

1. Schreibe den Schriftzug mit Bleistift auf der Kugel vor.

2. Diesen kannst du vorsichtig und leicht mit dem Finger wegwischen, sodass nur noch die Konturen zu sehen sind.

3. Fahre nun die Konturen mit dem edding permanent pen nach und fülle die Abwärtsstriche des Wortes „Fest“ aus.

4. Zum Schluss malst du noch Stechpalmenzweige mit dem edding permanent pen dazu.

Variante 2 „Oh Holy Night“

1. Zeichne den Stern mit Bleistift auf der Kugel vor.

2. Mit dem edding permanent pen „pünktelst“ du die Linie dicht nach. Die Pünktchen sollten auch noch etwas über den Stern hinausgehen, wobei du den Abstand zwischen den Punkten nach außen hin immer größer machst.

3. Schreibe die Worte „Oh Holy Night“ mit dem edding permanent pen in einer mischung aus Sans Serif und Faux Calligraphy in die Mitte des Sterns.

TIPPS & TRICKS

Christbaumkugeln sind ein sehr anspruchsvolles Lettering-Projekt, da sie komplett rund sind. Lege die Kugel am besten auf ein Stück Stoff vor dich, oder überschlage die Beine und halte die Kugel mit der Hand auf deinem Schoß fest. Auf diese Weise lässt es sich bequemer lettern.

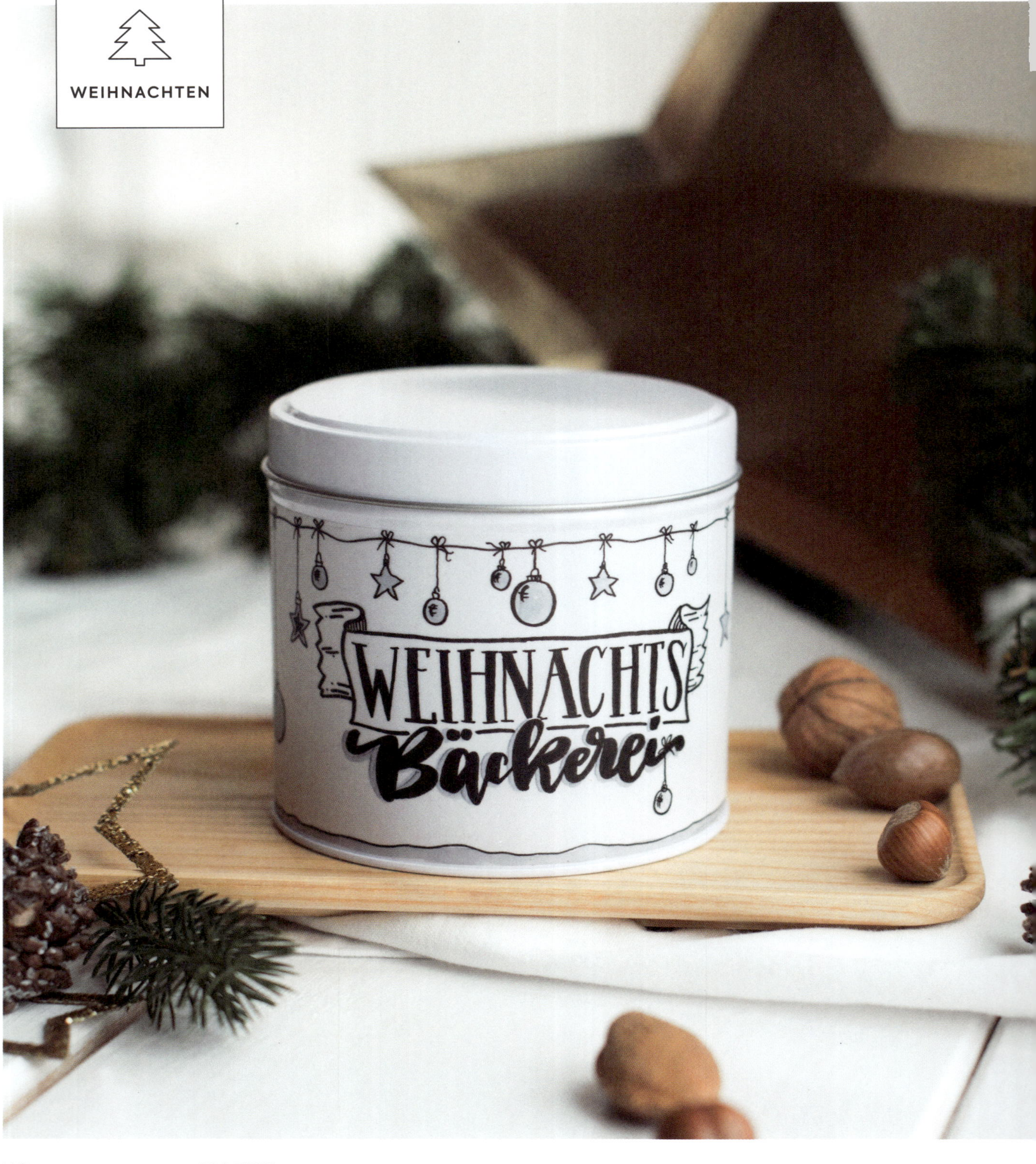
WEIHNACHTS
Bäckerei

Ich will Kekseeeeeeee!

Zimtsterne, Vanillekipferl oder bunt verzierte Mürbeteigplätzchen: Kekse gehören zu Weihnachten, wie Eier zu Ostern. Noch dazu eignen sie sich – hübsch verpackt – wunderbar als köstliche Mitbringsel. Und auch zu Hause sollten wir die süßen Begleiter der Winterzeit liebevoll aufbewahren.

MATERIAL

- weiße Plätzchendose
- Canson Hochtransparentes Zeichenpapier, 80–85g/m^2
- Tombow Fudenosuke Brush Pen (hart)
- COPIC ciao Marker C-1 (Cool Gray)
- edding 1340 brushpen (schwarz)
- Tesafilm (matt-unsichtbar)
- Schere

HOW-TO

1. Schneide aus dem hochtransparenten Papier eine Banderole aus, die genau um deine Dose passt.
2. Lege die Vorlage aus diesem Buch oder deine eigene Komposition unter die Banderole.
3. Mit dem Tombow Fudenosuke Brush Pen (hart) fährst du das Banner und den Wortteil „Weihnachts" nach, mit dem edding 1340 brushpen (schwarz) dann den zweiten Teil des Wortes „Bäckerei".
4. Ziehe mit dem Tombow Fudenosuke Brush Pen (hart) oben und unten eine wellenförmige Linie. Oben malst du mit demselben Stift Weihnachtskugeln sowie einige Sterne an einer Schnur auf.
5. Jetzt malst du mit dem COPIC ciao Marker C-1 (Cool Gray) die Kugeln und die anderen Schmuckelemente aus, ebenso wie den Bereich unter der unteren Linie. Mit demselben Stift ergänzt du den Schatten für das Wort „Bäckerei".
6. Lege die Banderole um die Dose und verklebe sie mit dem Tesafilm auf der Rückseite.

TIPPS & TRICKS

Die Banderole lässt sich wieder von der Dose entfernen. Somit kannst du sie auch für andere Gelegenheiten verwenden. Um direkt auf der Dose zu schreiben, benötigst du wasserfeste Stifte, wie etwa den edding 141F permanent pen oder den Molotow-Acrylmarker.

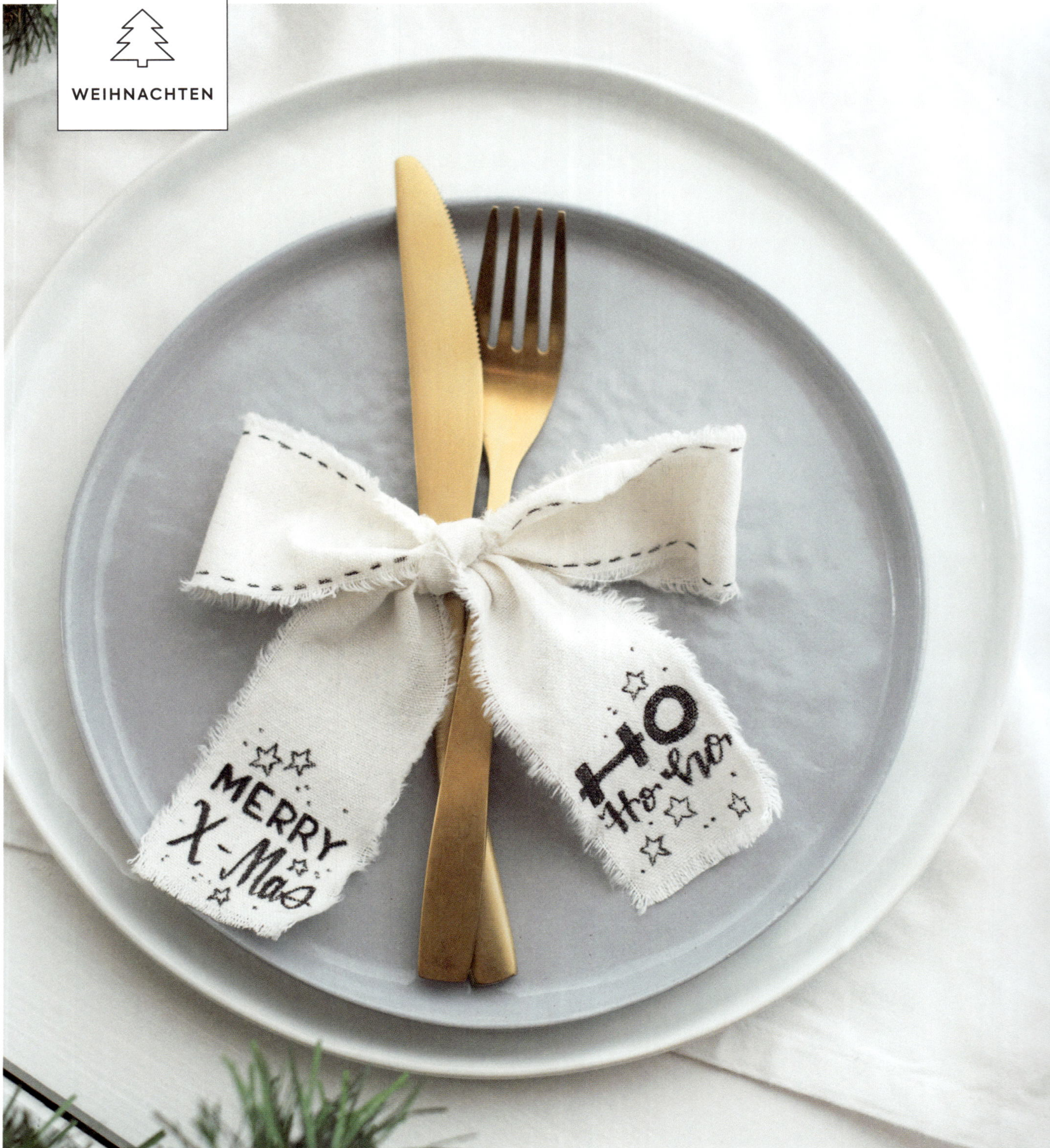
MERRY
X-Mas
HO
Ho ho

Hübsch verschnürt

Zur Weihnachtszeit sind kleine Dekoelemente das A und O. Vor allem auf dem liebevoll gedeckten Festtagstisch kann man seinen kreativen Ideen für Weihnachtsschmuck freien Lauf lassen. Diese Besteckschleife verwandelt das Festessen selbst in ein Geschenk, das man erst einmal auspacken muss.

MATERIAL

- **Leinenband elfenbein, 5 cm breit, 80 cm lang (von Fräulein K. sagt Ja)**
- **Tombow Fudenosuke Brush Pen (hart)**

HOW-TO

1. Schneide ein Leinenband mit einer Länge von 80 cm ab. Die Schnittkante kann mithilfe einer (Steck-)Nadel wieder ausgefranst werden.
2. Knote aus dem Band eine Schleife.
3. Nun kannst du mit dem Tombow Fudenosuke Brush Pen (hart) ein Stickmuster auf die beiden oberen Schleifenteile malen. Am besten gehst du mit der Hand in die Schleifenöffnung hinein und gibst so dem Stift einen gewissen Gegendruck.
4. Male die Schriftzüge mit dem Tombow Fudenosuke Brush Pen (hart) vorsichtig auf die beiden Enden der Schleife auf. Dabei spannst du das Band mit den Fingern in der Hand, welche gerade nicht den Stift hält. Wähle folgende Schriftstile: für „Merry X-Mas" Sans Serif und Faux Calligraphy und für „ho ho ho" Blockschrift und Brush Lettering.

TIPPS & TRICKS

Es ist wichtig, dass du das Band beim Beschriften schön straff spannst. Du kannst es auch mit kleinen Nadeln auf einen Karton spannen, um besser darauf schreiben zu können.

ÜBER DIE AUTORIN

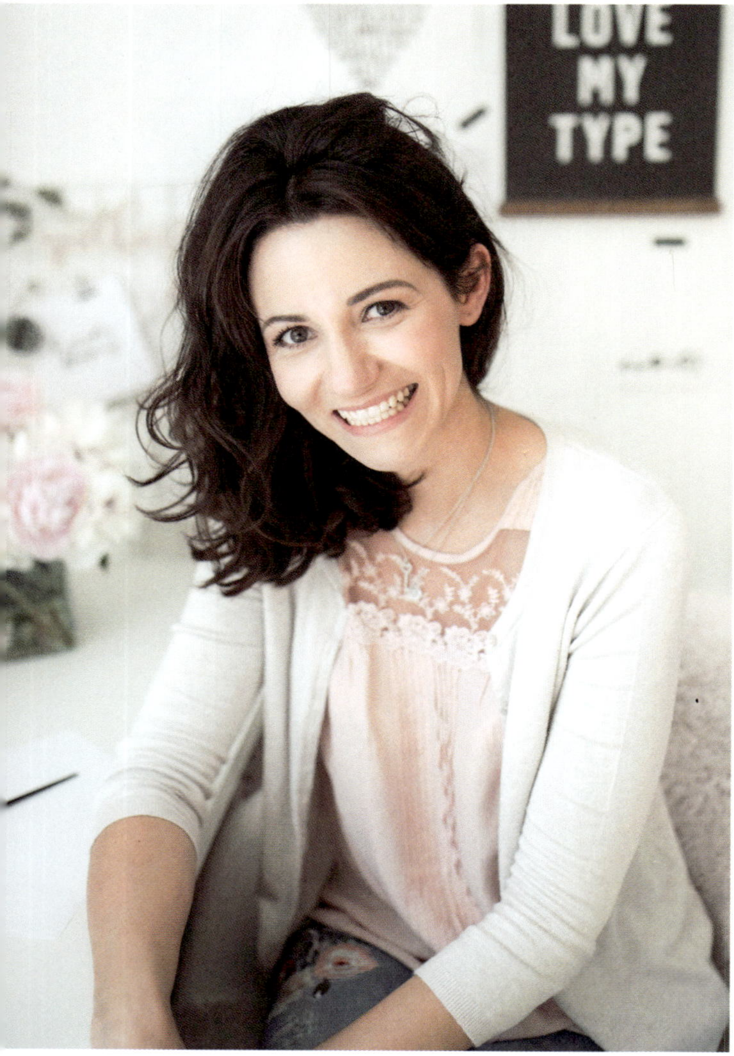

Tanja „Frau Hölle" Cappell ist Lettering Artist und Coach aus München. 2014 entdeckte sie die Liebe zu schönen Buchstaben und der kreativen Schriftgestaltung und lettert seitdem mit Stift, Pinsel, Feder und Tablet. Ihre Inspirationen und neuen Ideen teilt sie auf ihrem Blog und Social-Media-Kanälen (über 86.000 Follower auf Instagram) mit der ganzen Welt. 2016 hat sich Tanja selbstständig gemacht und gibt ihre Lettering-Leidenschaft regelmäßig in Workshops, Online-Tutorials und Live-Streams an ihre Fans weiter. Seit 2018 ist sie Geschäftsführerin des „Frau Hölle Studios" im Herzen von München, und mit ihren Mitarbeitern bietet sie dort ein kreatives und inspirierendes Umfeld für Workshops und viele andere Projekte.
Mit ihrem Bestseller-Buch „Hand Lettering Alphabete" (2017) hat sie ein Standardwerk zum Erlernen von Hand Lettering geschaffen, das bereits vielen Einsteigern die ersten Schritte zur eigenen Schriftkunst erleichtert hat. Der eigene Onlineshop mit weiteren Lettering Guides, Vorlagen, Printables und anderen Produkten rundet die „Frau Hölle"-Welt ab. „Frau Hölle" erweckt handgemachte Schrift und die Liebe zu Buchstaben in einer voll digitalisierten Umwelt wieder zum Leben – und begeistert mit ihrem Motto „Einfach MACHEN" eine stetig wachsende Community.

WORKSHOPS & AUFTRAGSARBEITEN
www.frauhoelle.com

SHOP
www.frauhoelle.com/shop

BLOG
www.frauhoelle.com/blog

FACEBOOK
Frau Hölle Studio (fr.hoelle)

INSTAGRAM
@frauhoelle
#handletteringprojekte

DANKSAGUNG

Katja
Ohne dich gäbe es dieses Buch nicht und es wäre auch nicht so großartig und bildgewaltig. Ich bin unendlich dankbar und glücklich, dass ich dich als „Counterpart" und Fotografin für mein „Baby" gewinnen konnte und freue mich jetzt schon auf das nächste gemeinsame Projekt!

Markus
Auch du hast zum Gelingen dieses Buches mit deiner Zeit und deinen Letterings beigetragen, und unsere „Projekt-Montage" inkl. Schnitzel werden mir unvergessen bleiben.
Ich wünsche uns beiden weiterhin allzeit „gutes Letter-Wetter"! :).

Anna & Rebecca
Wie schon im ersten Buch habt ihr beiden mein Rohmaterial auch diesmal wieder zu dem gemacht, was der Leser gerade in seinen Händen hält. Danke für ein weiteres Mal Zeit und Geduld und unsere erfolgreiche Zusammenarbeit!

Andy
Es ist eigentlich gar nicht in Worte zu fassen, wie sehr du auch diesmal wieder an der Buchproduktion beteiligt warst. Du hast mit mir ganze Wochenenden und halbe Nächte im Frau Hölle Studio verbracht, dich um Essen für mich (und den Bauchbewohner) gekümmert, uns zur Nerven-Erholung raus in die Natur gefahren und dir immer und überall meine Sorgen angehört (und mit Humor entlastet). Keine starke Frau ohne starken Mann - und du bist der beste Ehemann, Feuerwehrmann, Freund und bald auch Vater! Ich liebe dich.

Meine langjährigen Partner haben mich ebenfalls wieder mit Material für die Buchproduktion unterstützt und verdienen an dieser Stelle ein persönliches Dankeschön!

idee.Creativmarkt ...
für alle Herzenswünsche

shirtracer ...
für die tollen Baby-Bodies

amomsworldshop.de ...
für die Tipps & Tricks zur Schnullerkette

Nicole Baumberger ...
für den Keramik-Fressnapf (und die Dragee-Keksi zum Durchhalten!)

Auch bei meinem zweiten Werk gilt der allergrößte Dank immer noch DIR, denn du hast dieses Buch gekauft (oder von einem lieben Menschen geschenkt bekommen) und ermöglichst dadurch weitere Abenteuer und Projekte des Frau Hölle Studios. Jeder Tag, jedes Projekt und jeder Erfolg meiner kreativen Reise ist für mich keine Selbstverständlichkeit, und ich möchte mich darum mit den letzten Worten in diesem Buch bei dir für die Unterstützung von ganzem Herzen bedanken.

DANKE

TEAM

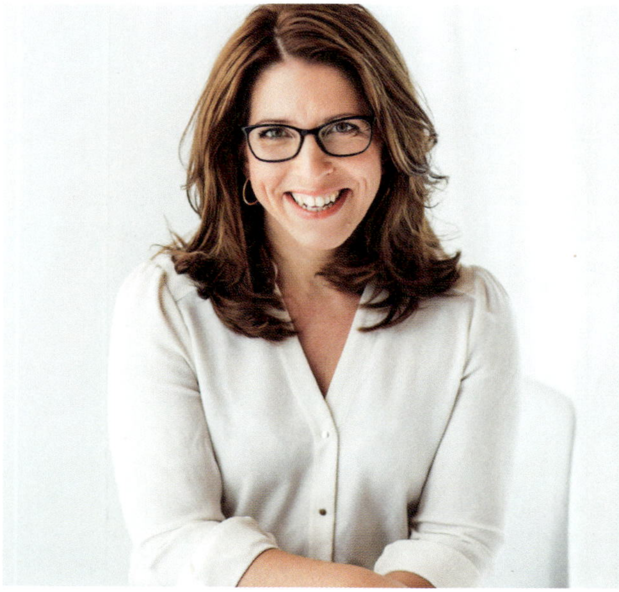

Als Gründerin und kreativer Kopf hinter dem „Fräulein K. sagt ja"-Team konzipiert und steuert Katja Heil seit 2009 die Inhalte und Ideen rund um „Fräulein K. sagt ja". Die studierte Betriebswirtin war mehrere Jahre im Marketing eines großen deutschen Logistikunternehmens tätig, bevor sie als Fotografin in die kreative Welt der Hochzeiten eintauchte. Auf ihrem Blog „Fräulein K. sagt Ja" zeigt Katja außergewöhnliche und überraschende Ideen für die schönsten Tage im Leben: die Hochzeit, Geburtstage, Partys und alle anderen großen und kleinen Freudenfeste. Im dazugehörigen Onlineshop finden Leser Dekorationen für ihr Fest.
Katja hat bislang drei Bücher, ein Magazin und ein eMag veröffentlicht und fotografiert für namhafte Unternehmen Lifestyle-Kampagnen. Mit ihrem Mann und ihren beiden Kindern lebt sie in der Nähe von Karlsruhe.

www.fraeulein-k-sagt-ja.de
Instagram: @fraeuleinksagtja

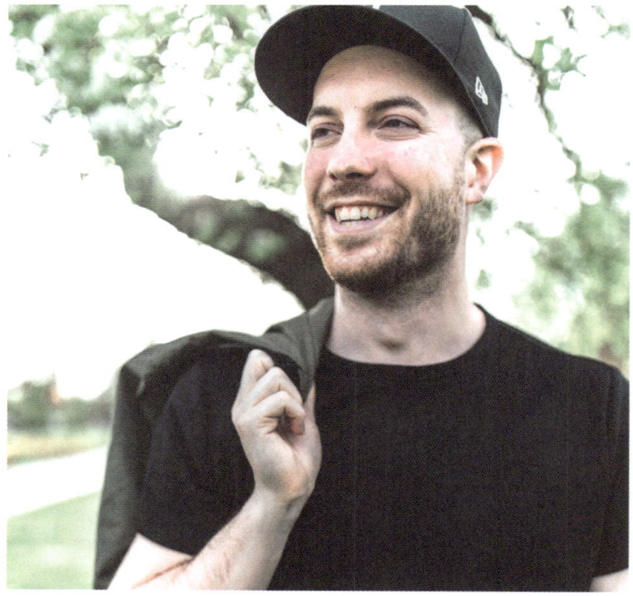

Den meisten dürfte Markus Hummel als „Backbube" bekannt sein. Seit mehr als sechs Jahren teilt er seine Leidenschaft für das Backen auf seinem Blog und traf damit 2012 als erster männlicher Backblogger Deutschlands voll ins Schwarze. In vielen Magazinen (Stern online, Sweet Paul, Sweet Dreams, LECKER BAKERY, Lust auf Genuss) wurde über ihn berichtet, er stand mit Enie van de Meiklokjes für deren Back-Show „Sweet & Easy" bei SIXX vor der Kamera und hat bei EMF zwei Bücher veröffentlicht: „Backen mit dem Backbuben" und „Back-Challenge". Seit Anfang 2016 ist Markus aber auch als „Letterbube" unterwegs und teilt seine neue Leidenschaft für schöne Schriften mit seinen Followern auf Instagram. Seine Fähigkeiten durfte er bereits mehrfach als Partner in den #letterattack-Workshops von Frau Hölle beweisen.

www.backbube.com
Facebook: @letterbube
Instagram: @letterbube • @backbube

BEZUGSQUELLEN

Hier habe ich dir meine liebsten (Online-)Shops einmal übersichtlich zusammengestellt:

LETTERINGBEDARF STATIONÄR

boesner
Bietet die größte Auswahl an Stiften, Pinseln, Papier und Farben für alle Lettering-Arten.

idee.creativmarkt
Hier findest du vieles für die Projekte aus diesem Buch: Brush Pens, glattes Papier, Werkzeuge für Embossing, Stempeln, Foiling usw. und vor allem Gegenstände für die Projekte selbst (Boxen, das Fotoalbum, Holzkugeln, usw.)

modulor (Berlin)
Die Berliner können sich über dieses Lettering-Paradies glücklich schätzen! Dort kann man sich mit Stiften, Pinseln, Papier und Farben ausstatten.

Schachinger (München)
Die Münchner finden in diesem traditionellen, kleinen Künstlerbedarfsladen mitten in der Innenstadt alles, was das Lettering-Herz begehrt!

LETTERINGBEDARF ONLINE

j-stuff.de
Dieser kleine Onlineshop hat sich auf Zeichenbedarf aus Japan spezialisiert und bietet von (außergewöhnlichen!) Brush Pens u.a. von Kuretake, Tuschen und Finetec-Farben bis hin zu Kalligrafie-Federn alles an.

amazon.de
Tatsächlich beziehe ich 80% meines Lettering-Materials noch immer von amazon, da ich außerhalb von München lebe. Oft finden sich hier gute Angebote für Brush Pens oder Papier, und es gibt eigentlich nichts, was es nicht gibt.

WEITERES ZUBEHÖR/MATERIAL

garn-und-mehr.de
Birgit bietet wunderschönes Bäckergarn in allen Farben und Stärken für viele der Projekte aus diesem Buch in ihrem Onlineshop an.

buntbox.de
Die Geschenkboxen von Simon lassen sich prima belettern und aquarellieren und sind in unzähligen Farben und beliebigen Farbkombinationen aus Boden/Deckel erhältlich.

lieblingsglas.de
Nicht nur mein Wasserglas für die Aquarellmalerei beziehe ich von Nadine – auch Gläser als Deko bzw. Verwendung für einige Projekte aus dem Buch. Das Leben ist einfach schöner mit Ball Mason Jars!

shirtracer.de
Direkt aus meiner Heimatstadt Nürnberg stammen u.a. die hochwertigen Baby-Bodies, die ich sowohl für das Projekt in diesem Buch als auch meine eigene Babyshower verwendet habe. Im Onlineshop lassen sich sowohl bedruckte als auch unbedruckte Textilien bestellen.

fraeulein-k-sagt-ja.de
In Katjas Frl. K Shop findet ihr jede Menge ausgewählte Produkte, die eure Feiern individuell und unvergesslich machen: Girlanden, Luftballons und Faltrosetten sind tolle Dekorationen, Lampions, Kerzen und Lichterketten schaffen Atmosphäre und Gastgeschenke, schönes Geschirr und passende Servietten heißen eure Gäste willkommen!

WER HAT WAS GELETTERT?

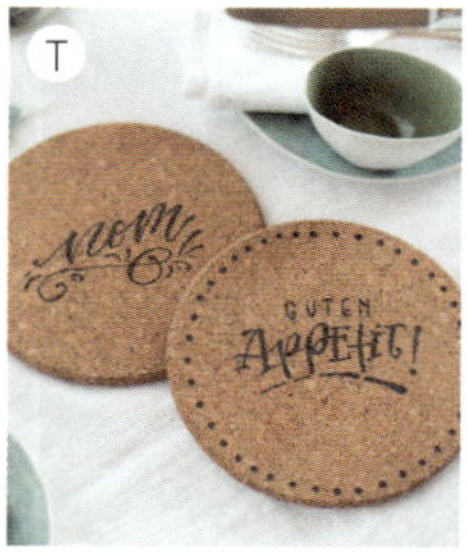

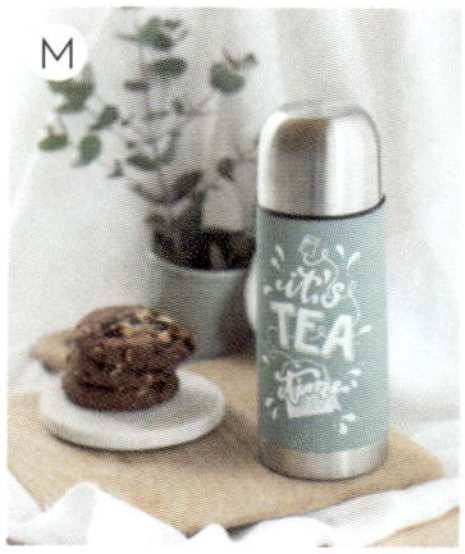

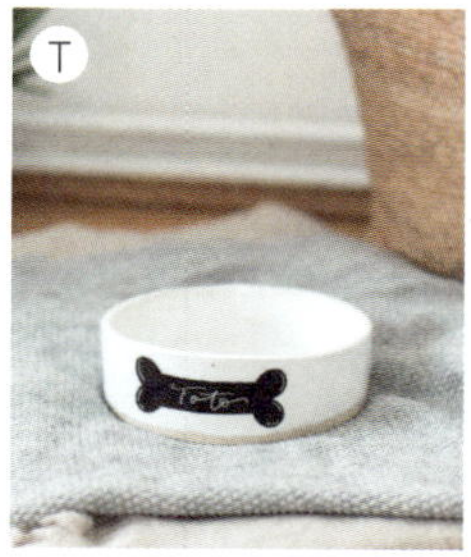

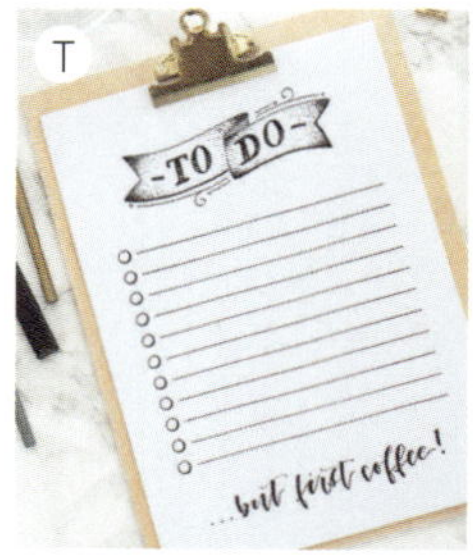

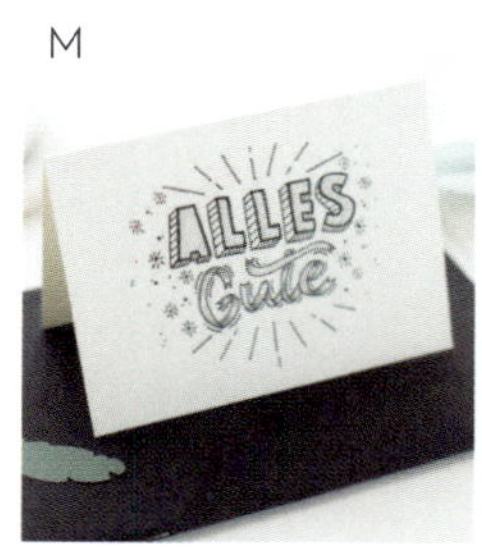

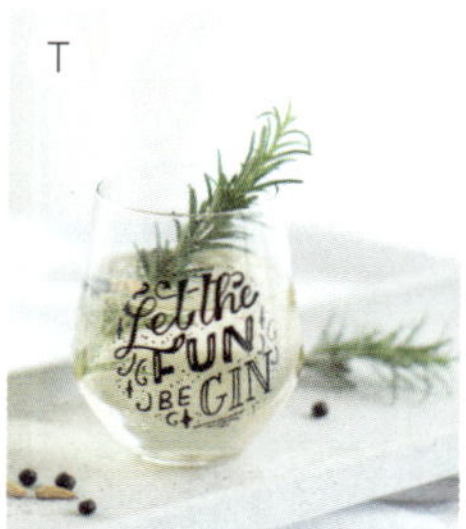

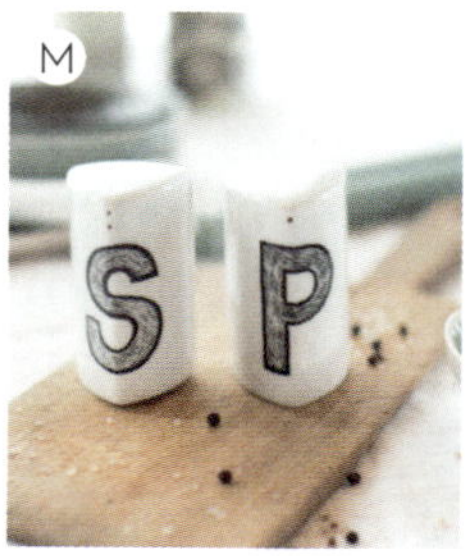

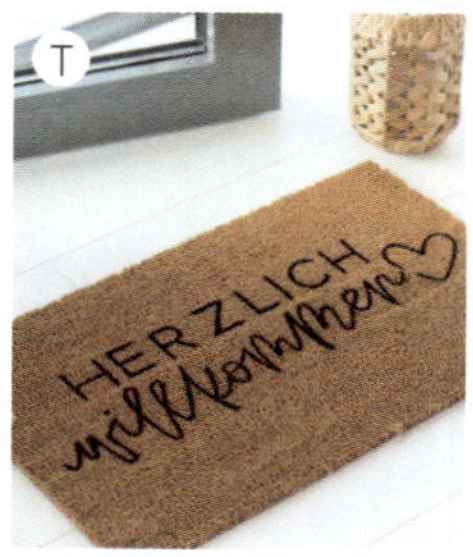

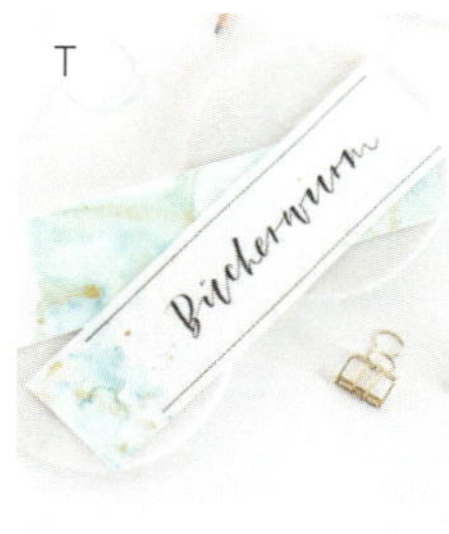

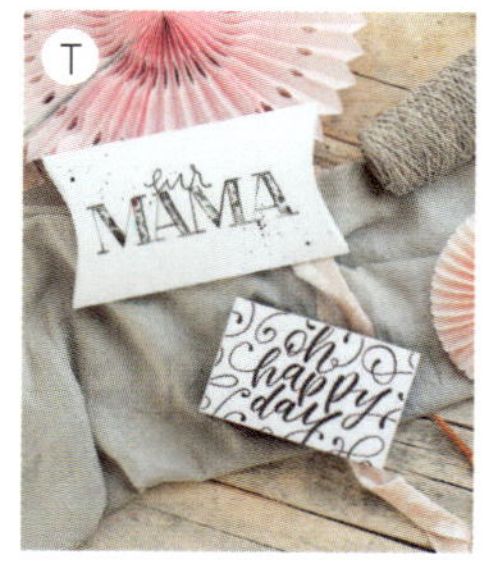

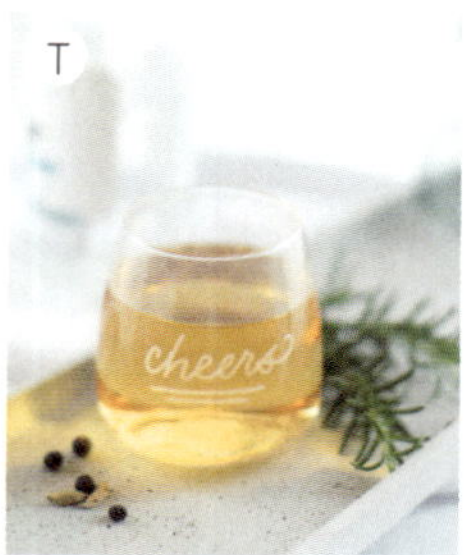

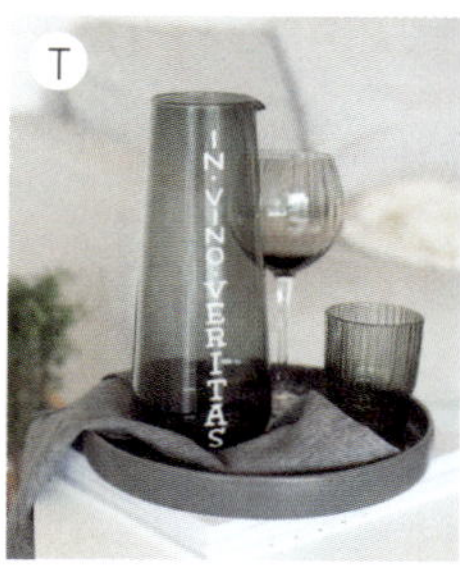

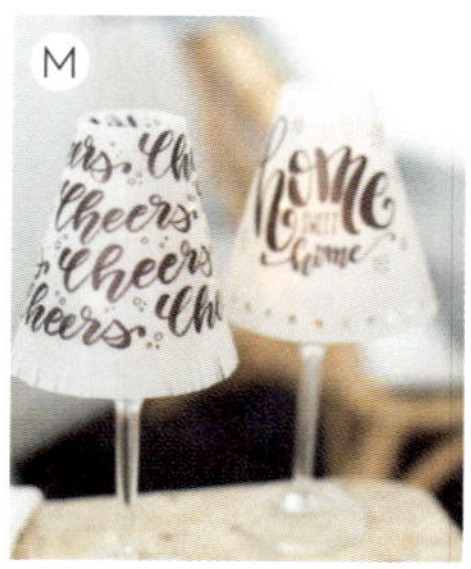

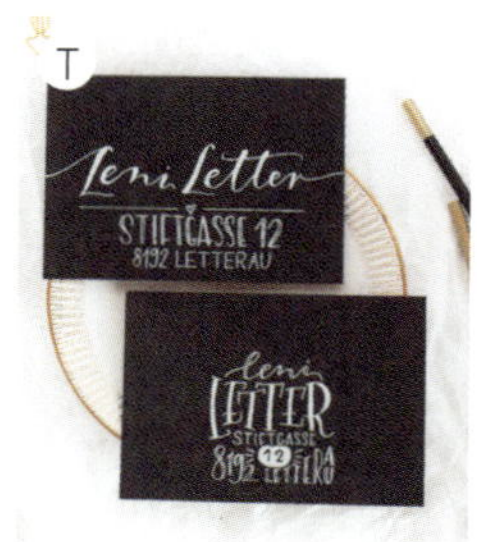

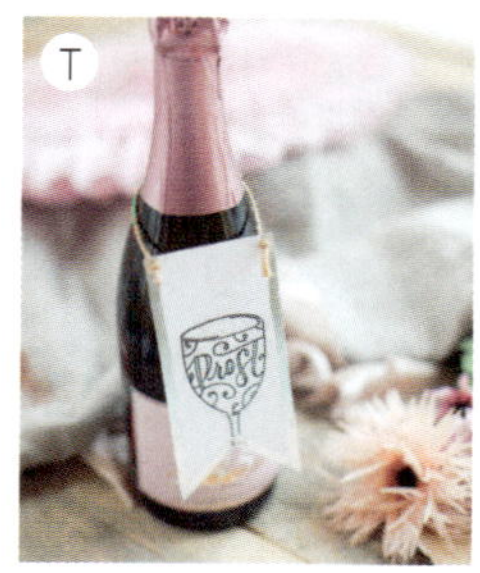

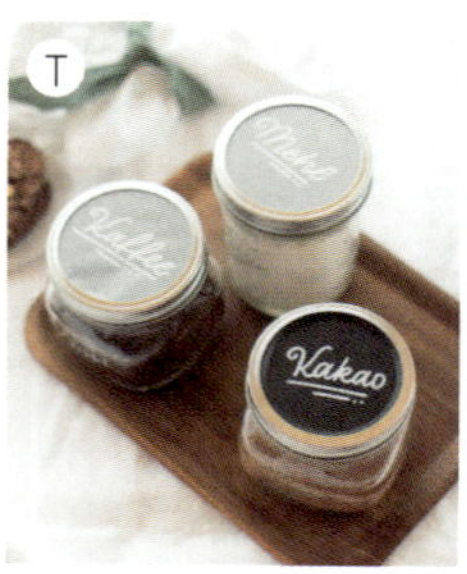

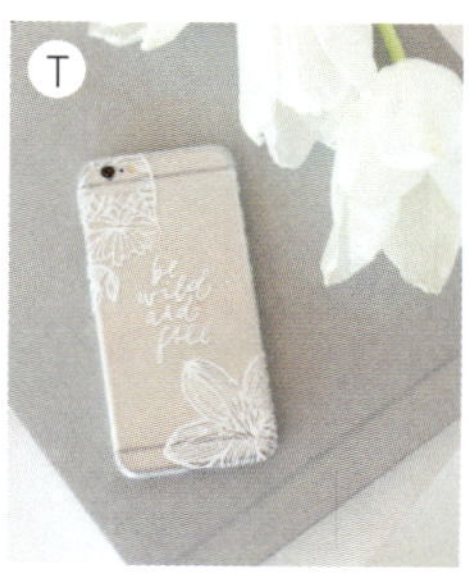

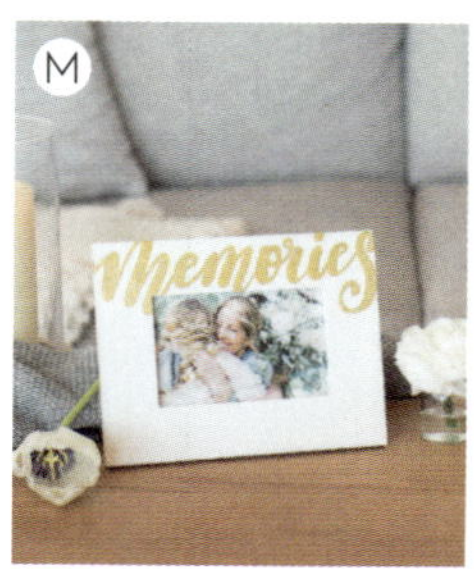

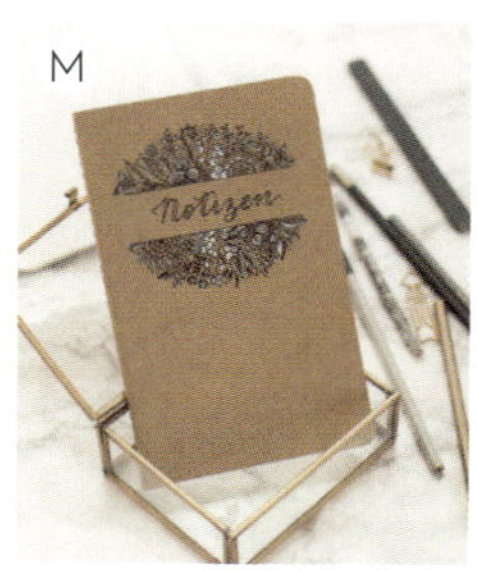

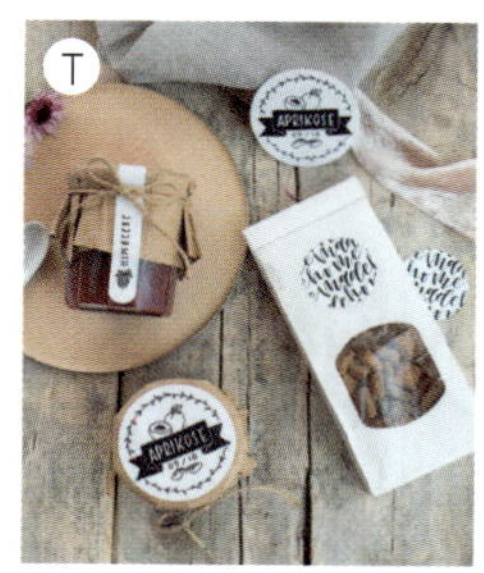

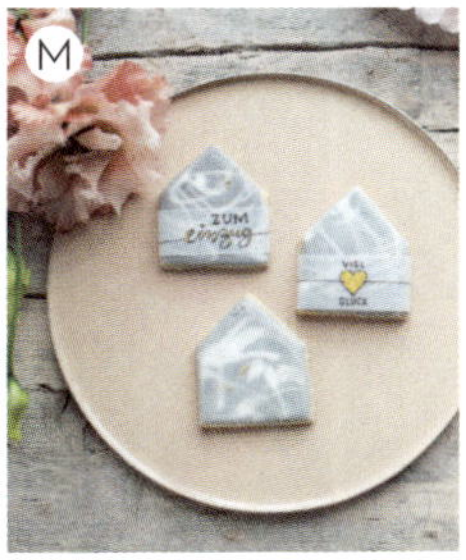

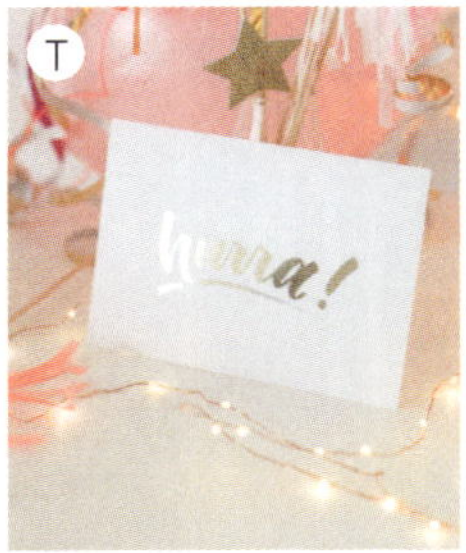

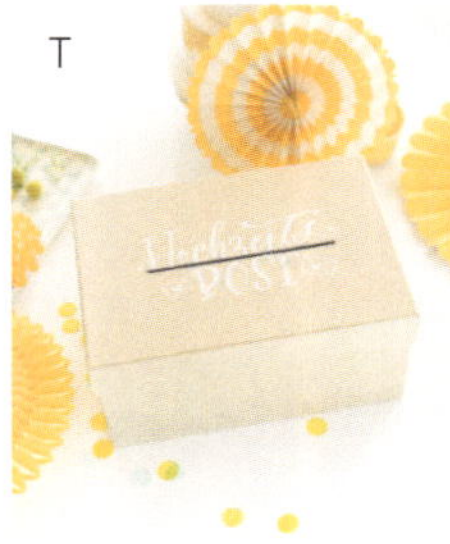

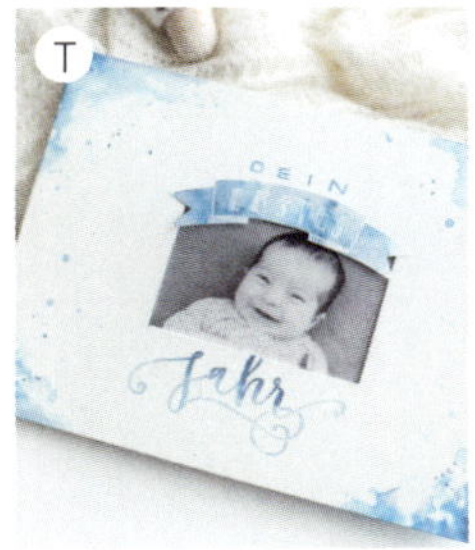

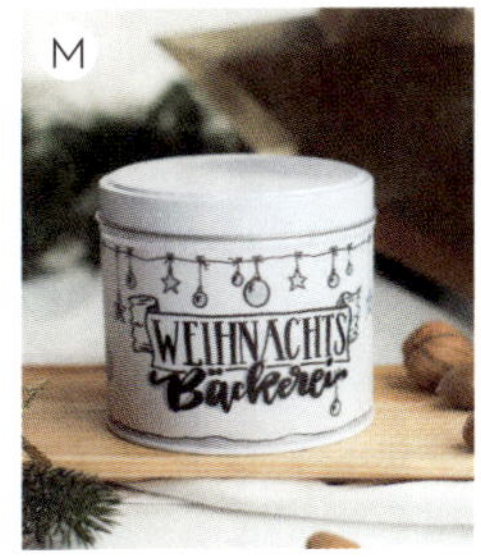

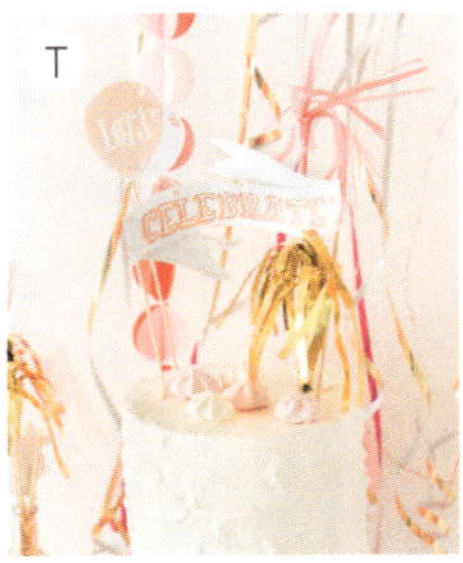

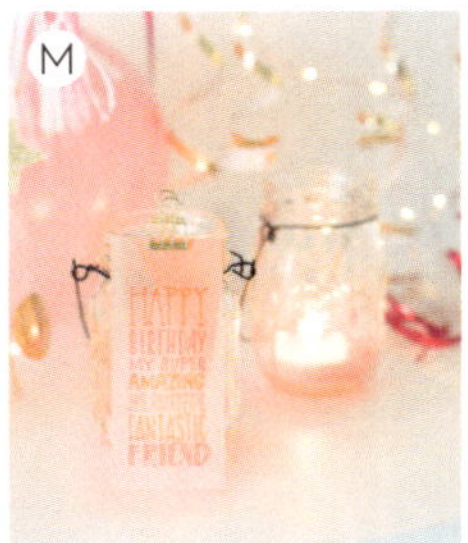

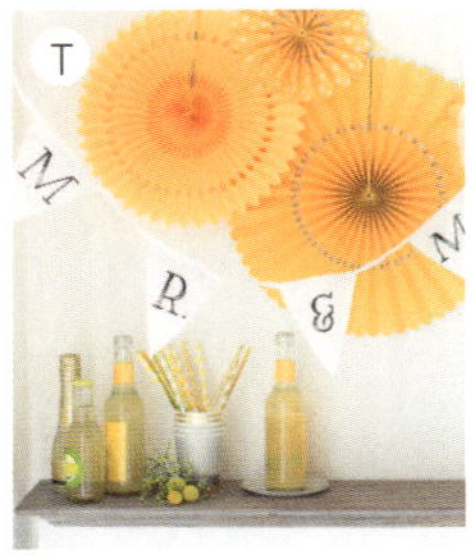

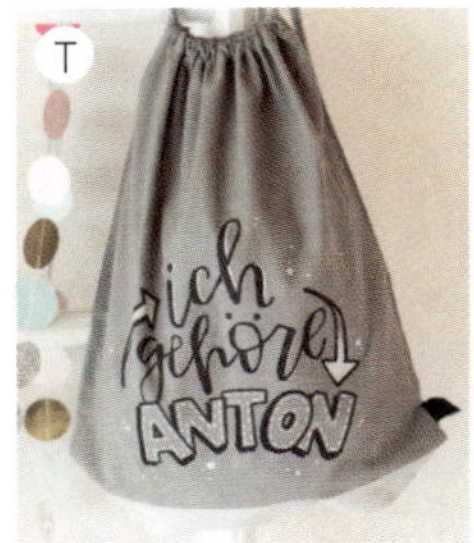

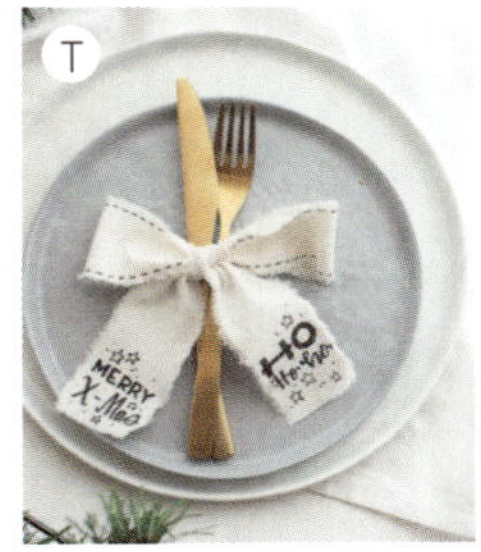

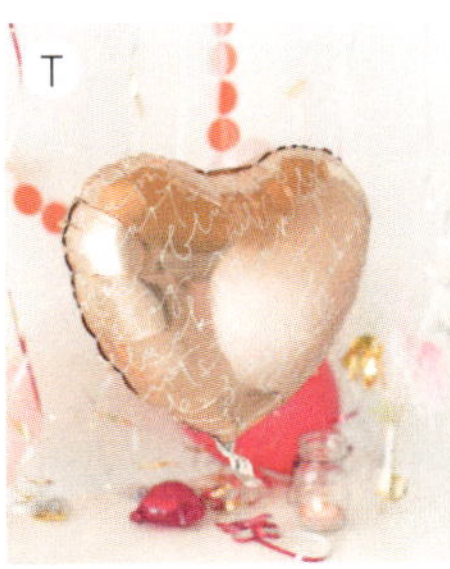

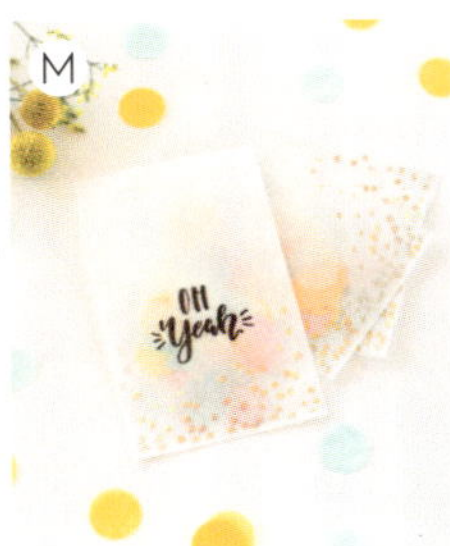

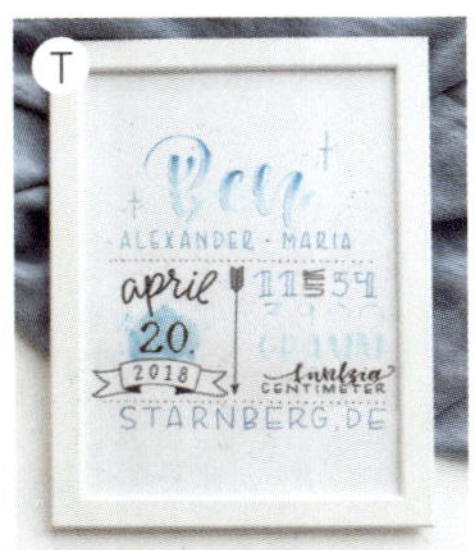

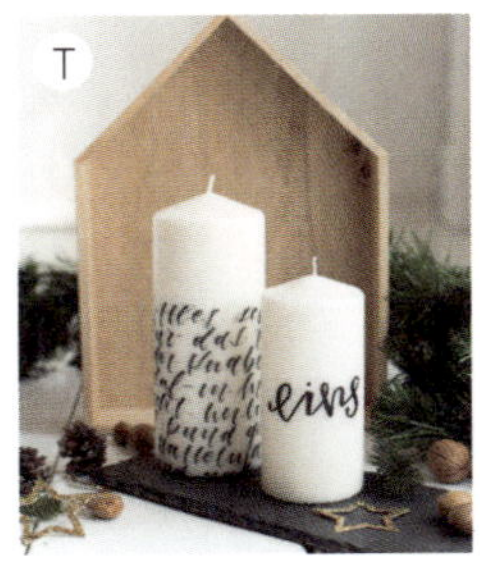

T Tanja

M Markus

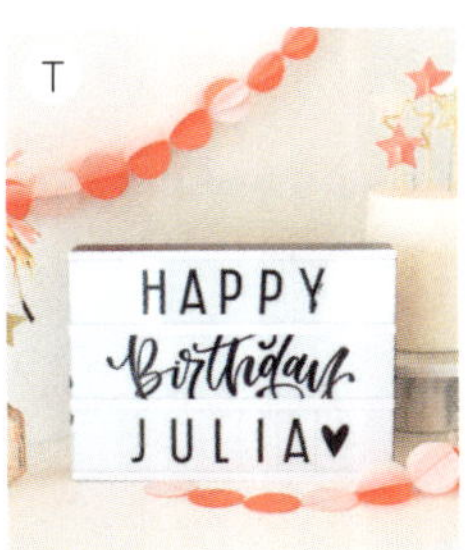

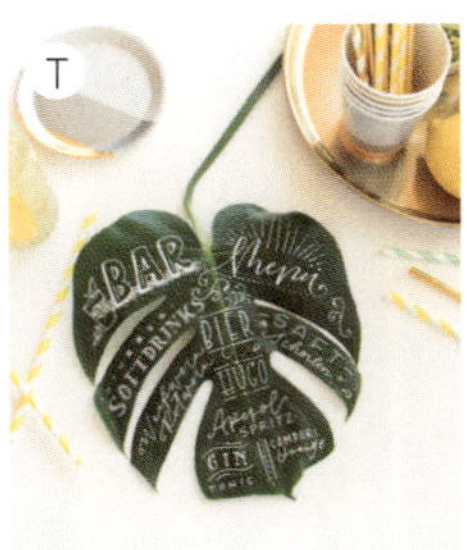

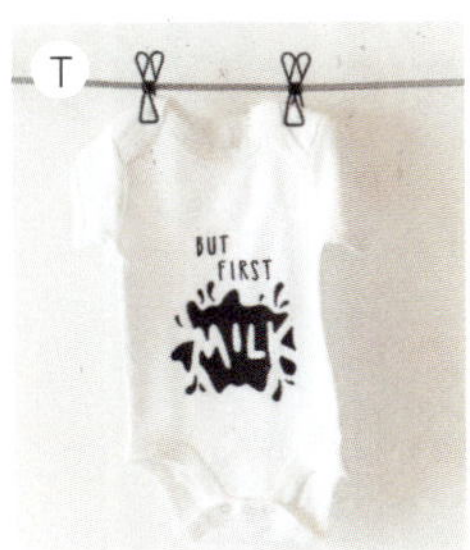

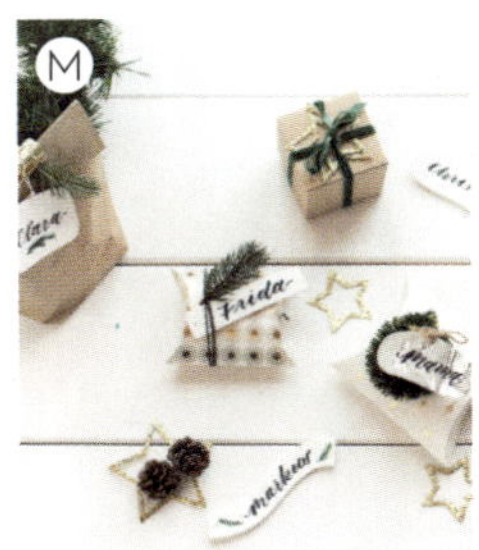

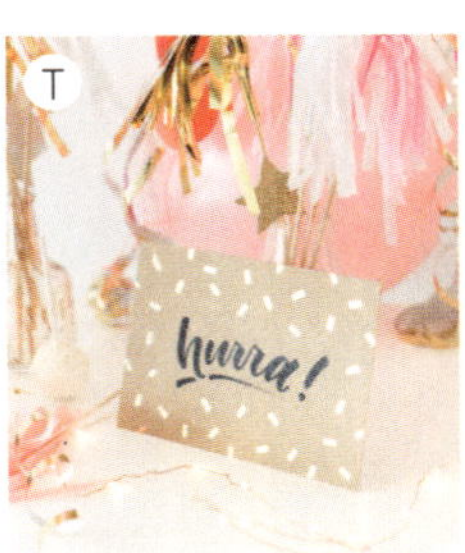

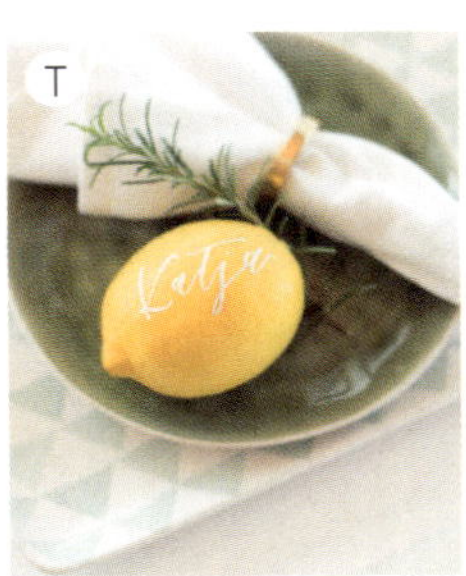

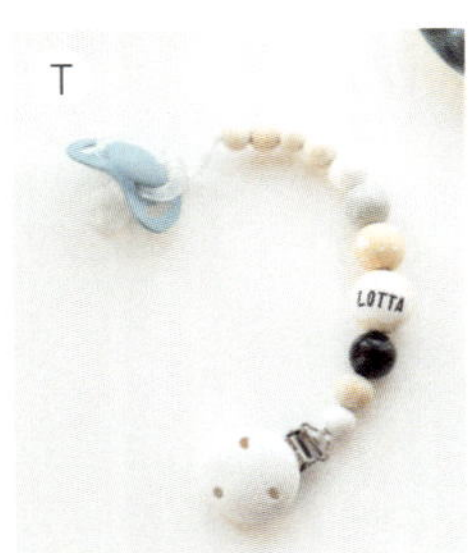

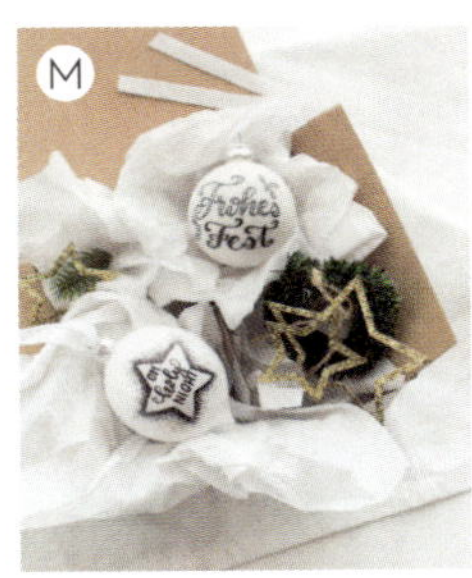

FRAU HÖLLE ONLINESHOP

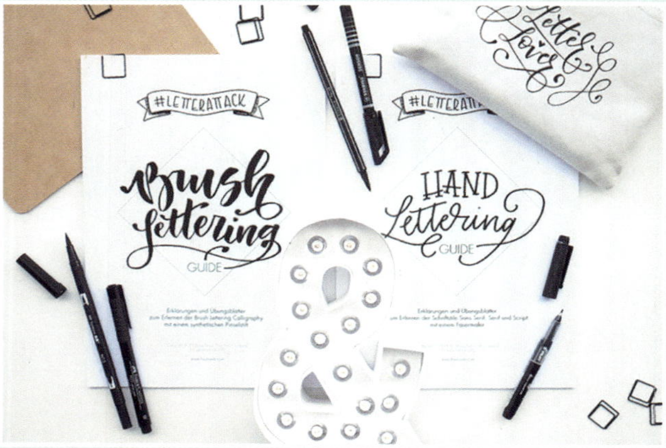

Entdecke **Lettering Guides** für viele weitere Schriftarten, **Vorlagen** für saisonale Anlässe und **Printables** zum Ausdrucken zu Hause auf **www.frauhoelle.com/shop**

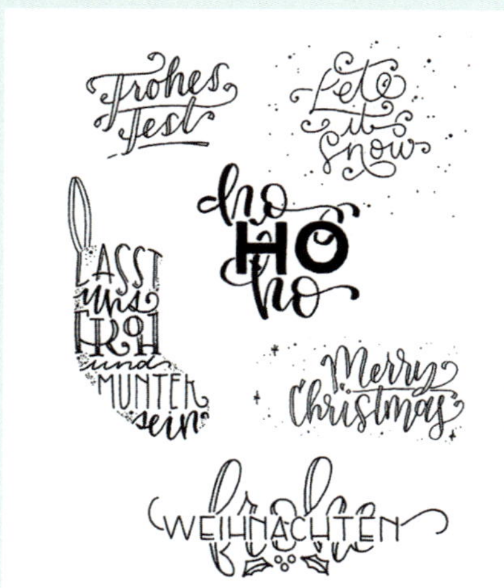

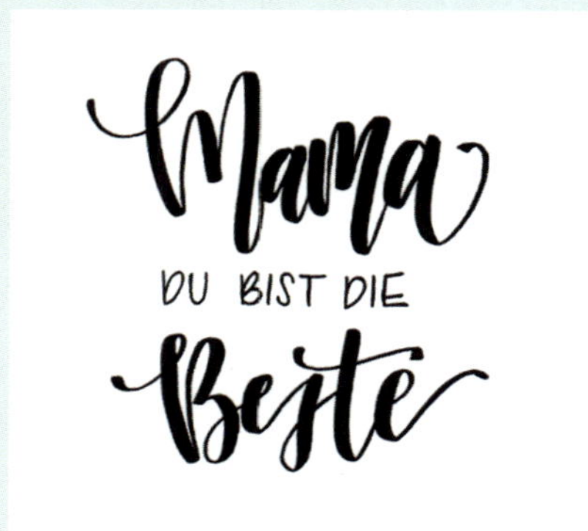

Im Frau Hölle Onlineshop findest du stets neue Produkte. Als Newsletter-Abonnent wirst du regelmäßig über Updates zu Produkten und Workshop-Terminen informiert.

NOCH MEHR VON FRAU HÖLLE

POSTER & POSTKARTEN
www.frauhoelle.com/artboxone

SCHMUCK
www.frauhoelle.com/stilnest

TANJA „FRAU HÖLLE“ CAPPELL BEI EDITION MICHAEL FISCHER

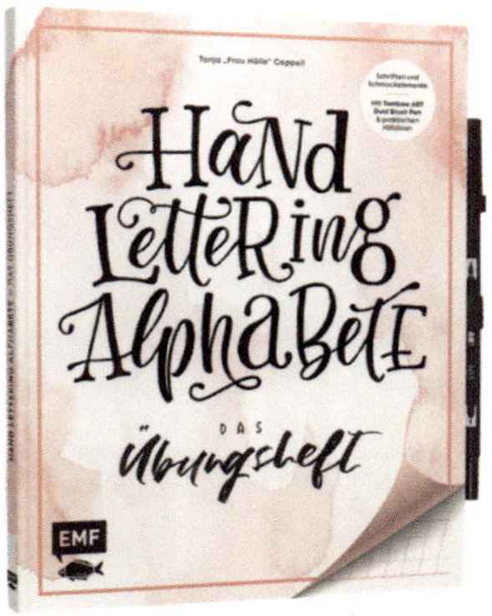

HANDLETTERING ALPHABETE – DAS ÜBUNGSHEFT MIT ORIGINAL TOMBOW ABT DUAL BRUSH PEN
Schriften und Schmuckelemente: Mit Hilfslinien zum perfekten Lettering
978-3-86355-821-5
€ 14,99 (D)
€ 15,50 (A)
Sofort lieferbar

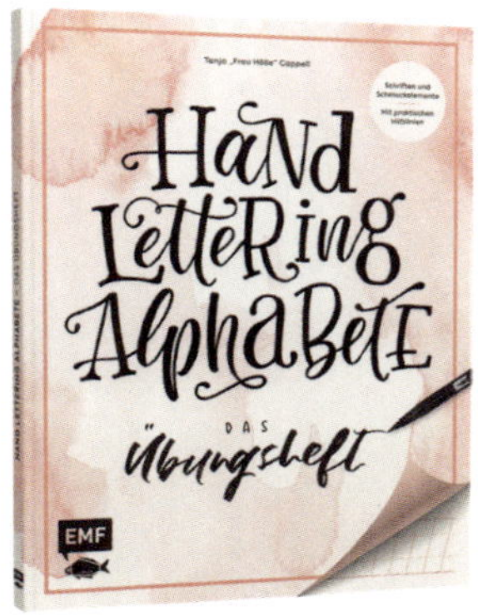

HANDLETTERING ALPHABETE – DAS ÜBUNGSHEFT
Schriften und Schmuckelemente: Mit Hilfslinien zum perfekten Lettering
978-3-86355-822-2
€ 11,99 (D)
€ 12,40 (A)
Sofort lieferbar

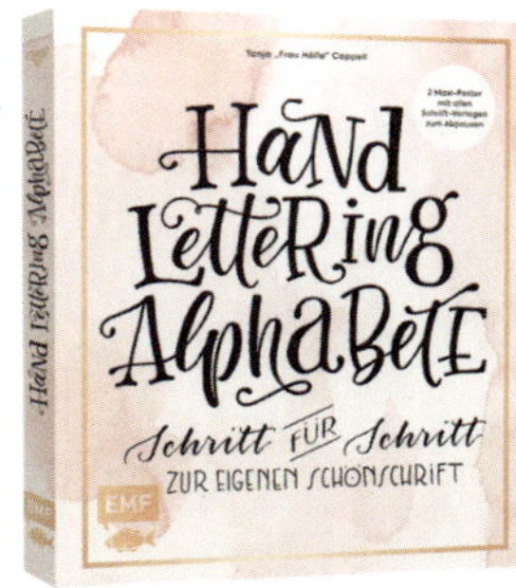

HANDLETTERING ALPHABETE
Schritt für Schritt zur eigenen Schönschrift 2 Maxi-Poster mit allen Schrift-Vorlagen zum Abpausen
978-3-86355-768-3
€ 19,99 (D)
€ 20,60 (A)
Sofort lieferbar

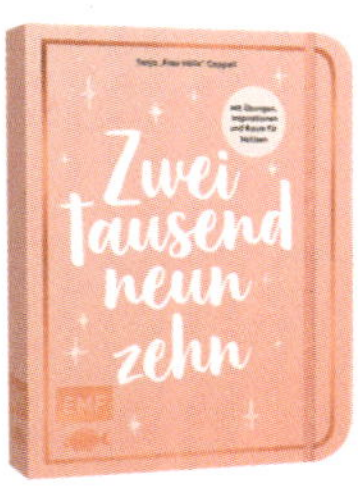

HANDLETTERING WOCHENPLANER 2019 – ZWEITAUSENDNEUNZEHN
Mit Übungen, Inspirationen und Raum für Notizen
978-3-86355-926-7
€ 17,99 (D)
€ 18,50 (A)
Erscheint am 2. Oktober 2018

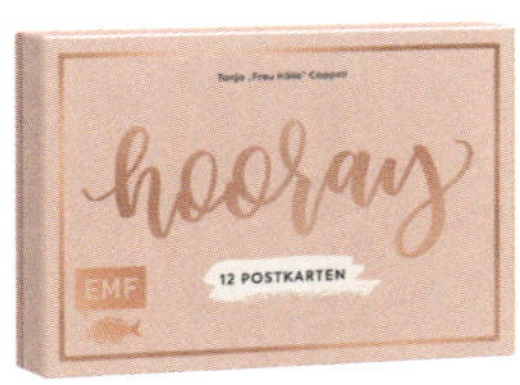

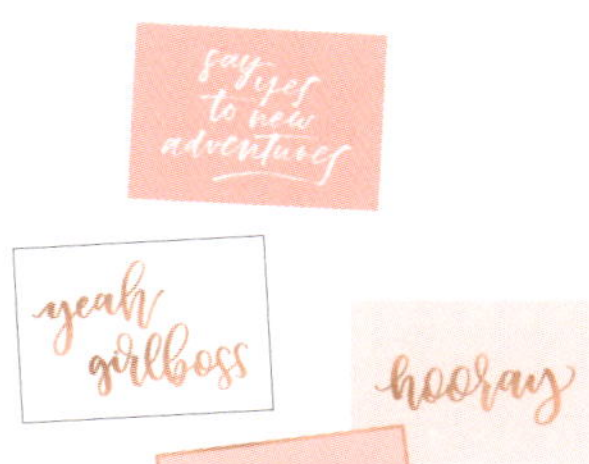

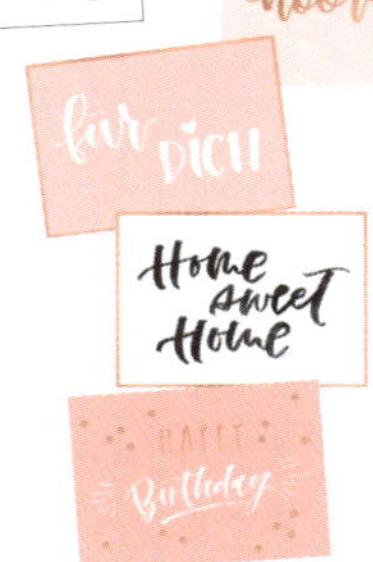

HOORAY – 12 HANDLETTERING POSTKARTEN
12 hochwertige Postkarten in einer Box
978-3-96093-015-0
UVP € 9,99
Sofort lieferbar

IMPRESSUM

Bibliografische Information der Deutschen Bibliothek.
Die Deutsche Bibliothek verzeichnet diese Publikation in der deutschen Nationalbibliografie.
Detaillierte bibliografische Daten sind im Internet über http://www.d-nb.de/ abrufbar.

EIN BUCH DER EDITION MICHAEL FISCHER
2. Auflage 2018

Covergestaltung: Rebecca Leiner
Produktmanagement: Anna Egger
Redaktion: Sabine Hausmann
Fotografie: Katja Heil; außer S. 9, 120, 122 (rechts): Anija Schlichenmaier und S. 122 (links): Saja Seus
Layout und Satz: Rebecca Leiner

ISBN 978-3-86355-970-0
Gedruckt bei Polygraf Print, Čapajevova 44, 08001 Prešov, Slowakei
www.emf-verlag.de

S. 80, „Glänzende Glückwünsche“: Material-Empfehlungen von www.frau-mesas.de
S. 99, „Hurra, hurra, Ben ist endlich da!“: Idee von www.janinewulf.com
S. 103, „Nie mehr ohne deinen Schnuller“: Idee von www.illyandmommy.com,
Material-Empfehlungen von www.amomsworldshop.de

yeah